U0221995

瑜伽之美

段晓猛　主编

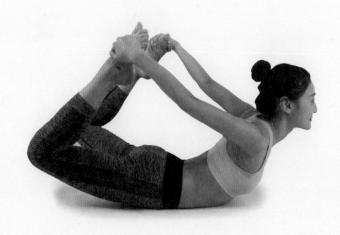

河北出版传媒集团

河北科学技术出版社

图书在版编目(CIP)数据

瑜伽之美 / 段晓猛主编. —— 石家庄：河北科学技术出版社，2016.7（2024.4重印）

（品质生活）

ISBN 978-7-5375-8385-5

Ⅰ.①瑜… Ⅱ.①段… Ⅲ.①瑜伽—基本知识 Ⅳ.①R247.4

中国版本图书馆CIP数据核字(2016)第127539号

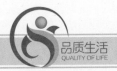

瑜伽之美

瑜伽之美

段晓猛　主编

出版发行	河北出版传媒集团	
	河北科学技术出版社	
地　　址	石家庄市友谊北大街330号（邮编：050061）	
印　　刷	三河市南阳印刷有限公司	
开　　本	720×1000　1/16	
印　　张	14	
字　　数	224千字	
版　　次	2016年9月第1版	
印　　次	2024年4月第2次印刷	
定　　价	68.00元	

前言

　　瑜伽是一个通过提升意识，帮助人们充分发挥潜能的哲学体系及其指导下的运动体系。练习瑜伽，必须集中精力，身体在某姿势下静止、维持一段时间，达到身心的统一。使内分泌平衡，身体四肢均衡发展，从而达到全身舒畅、心灵平静、内在充满能量的境界。

　　近年医学界已证实，练习瑜伽的人比普通人更懂得控制自身的体温、心率和血压水平。甚至可以有效调节神经系统及内分泌系统，进而改善个人整体健康。

　　当我们明白生理、心理和精神三方面的健康并不能分割开来时，自然会对整体生命有更透彻的了解。修炼瑜伽的最终目的，是拓宽个人意识，令我们更了解当下生命的意义和价值，使之在宁静安详之中，化解习气、偏见、狭隘与固执，沉重的包袱放下了，超然的见地升起了，灵光独耀之中，会有豁然开朗的觉知，会有茅塞顿开的启悟，会有潜藏心底的本能、智慧被激发。静静地享受，静静地感悟，超然的境界会一层高于一层地闪现，直至通达无碍、自在超脱，从而唤醒生命的正能量，使身心获得提升和超越，做一个健康、快乐的"瑜"美人。

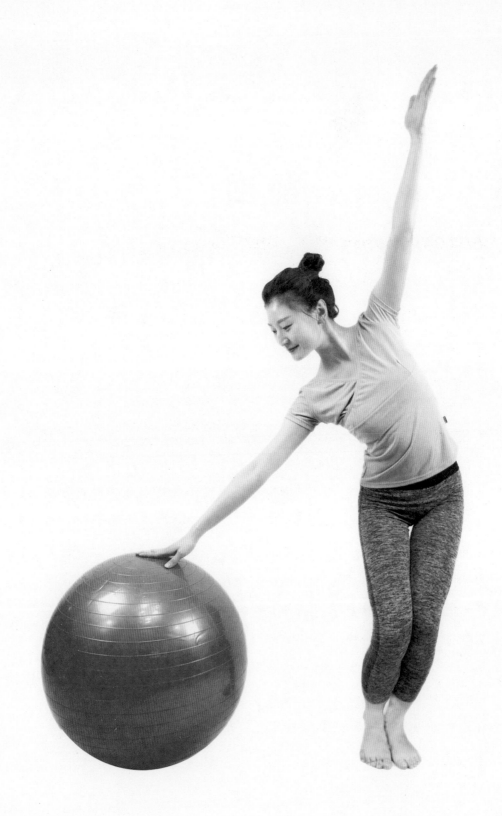

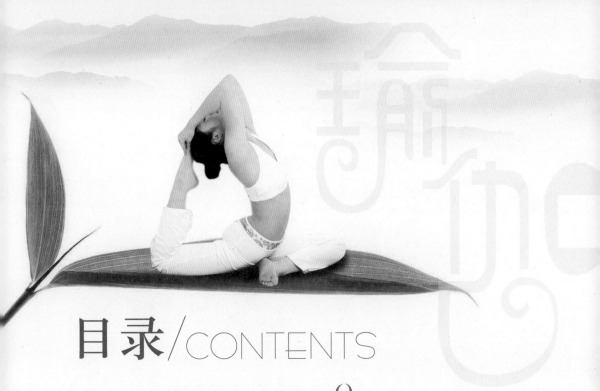

目录/CONTENTS

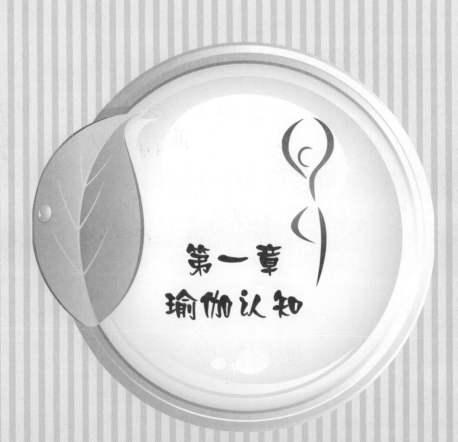

第一章
瑜伽认知

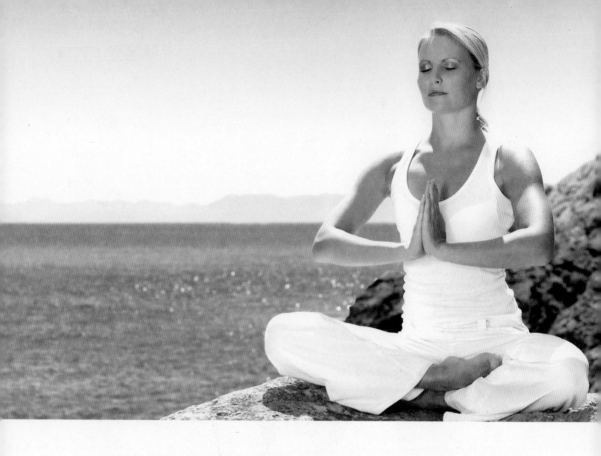

第一节

瑜伽解密

瑜伽起源于5 000多年前的"古印度"，是印度传统文化的重要组成部分，是一门源远流长，历史悠久，内容丰富的练功方法。在"古印度"的那个乐园里，圣贤们通过特定的实施原则，在自己身心系统中导入天地生命系统，在整合天、地、人生命系统过程中悟出：人类的身心系统只是为维持生命最低功能而结合着，人体功能的绝大部分以睡眠形式潜伏在体内，其直接原因是常人身心大部分处于分割的状态。换言之，人的身体、感情及精神都是处于要求实现各自需求的无序状态中。伴随生命的发展，这种身心分离的状态日趋严重，并使得每个人无法将身心能量序化成一个整体来起作用。瑜伽体系认为，只有把身心能量高纯度序化之后，才能建立充分挖掘潜能赖以实现的平台。

"瑜伽"意为躯体与心念在稳定、安静和舒适的状态下达到和谐与统一。

◆《瑜伽经》中对瑜伽的定义

最稳定最舒适的姿势。

瑜伽的体位练习是配合呼吸的韵律围绕脊柱伸展身体完成各种姿势。方法上强调"动静结合"，练习过程中把人的神、形、气（精神、形体、气息）能动地结合起来，外练筋骨，内养精气神。瑜伽的体位练习使脑细胞的活动得到调整、改善和提高，有利于大脑控制调整各脏器的功能，尤其是内分泌系统的调整，减肥效果不但明显而且持久，同时还能美体（塑身美姿）。

◆瑜伽与健美操有所不同

健美操使肌肉和内脏处在极度紧张状态，而瑜伽可使新陈代谢缓慢，使生命体系放松，产生增进美容与美体的最大效果。神奇的瑜伽有助于你集中精力，保持良好的感觉和平和的心态；增强实现自我价值的信心；改善身体内部机能，使身体的能量与活力得到全面恢复；使肌肉与骨骼得到强化训练，全方位促使脂肪分解，加速体重下降。

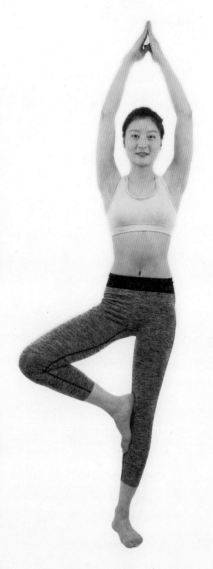

第二节
瑜伽修炼的必备道具

练习瑜伽所需的条件非常简单，但也需要准备一些专属的道具。有了这些道具的帮忙，既能增加练习的情趣，又能帮助完成较高难度的动作，让自己的动作更加标准，减少运动受伤的可能性。

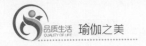

瑜伽服

为自己挑选一款舒适贴身的瑜伽服，并不是为了显示出专业的形象，而是为了有效保护自身并完成瑜伽动作。这是因为瑜伽体式中有很多幅度较大的动作，如扭转身体、伸展四肢等，舒适的瑜伽服能让身体不受任何束缚地自由活动。挑选时，选择以蚕丝棉、纤维+5%氨纶或涤纶+5%氨纶材质的瑜伽服为最佳。

瑜伽垫

有很多瑜伽体式是从躺姿、跪姿开始，如果在硬地板上练习，容易发生运动伤害。在地板上铺一款厚薄适中、防滑性能好的瑜伽垫，能防止脊椎、脚踝、膝关节等部位被碰伤，还能帮助身体更好地完成动作。

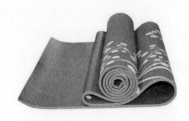

瑜伽砖

对于初学者和身体柔韧性不够好的人来说，瑜伽砖是一个好帮手。在练习难度较高的动作如骆驼式时，可以在两脚旁边各放置一块瑜伽砖，上半身向后弯曲时，双手直接扶住瑜伽砖，这样能减少身体弯曲的幅度。借助瑜伽砖，将身体的柔韧性逐步提高，渐渐就能将动作完成得更加精准和到位。

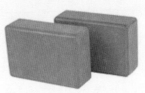

瑜伽球

瑜伽球的用法有很多，可以向上举增加手臂力量，也可以压在身体下方辅助支撑身体，还可以双腿夹球向上举，能增添锻炼的趣味性。瑜伽球柔软有弹性，能在一定程度上避免肌肉拉伤。此外，借助瑜伽球也能起到降低动作难度的作用，如练习舞王式时，将球放在身体前方半米处，手扶住瑜伽球，能帮助身体平衡。

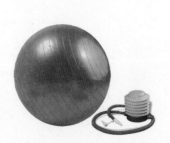

瑜伽绳

瑜伽绳又叫瑜伽伸展带，在练习一些拉伸肢体的动作时会用到，如牛面式的练习。瑜伽绳能帮助拉伸筋骨和韧带，待身体柔韧性增强后，再逐步增加练习难度。

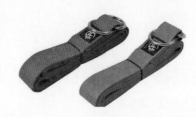

第三节
修炼瑜伽要点及注意事项

零伤害·瑜伽修炼要点

与一般剧烈运动相比，瑜伽练习中受伤的可能性很小。但如果不多加注意，仍然有可能让身体受到伤害。将下面这些注意事项牢记于心，并将其落实在每一次瑜伽练习中，零伤害就能轻松实现，而且还能收到事半功倍的锻炼效果。

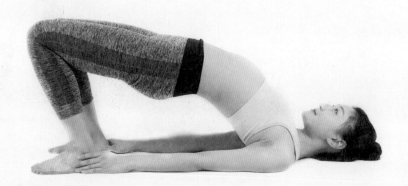

瑜伽练习前后的饮食习惯

一般说来，瑜伽练习前一小时不宜进食，如果实在饥饿难受，可以在练习前半小时补充一些流质、易消化的食物，如粥、面条等，但也不宜过量。练习完毕后，可及时补充一杯白开水，或酸奶、蜂蜜、果汁等饮品，帮助身体补充能量和运动中流失的水分。吃饱饭后不宜立即练习瑜伽，因为短时间内，食物没有被消化完，容易增加肠胃负担，引起肠胃不适，发生呕吐或眩晕现象。

练完瑜伽半小时后洗澡

刚练完瑜伽就迫不及待地洗澡，是一个容易犯的普遍错误行为，正确的做法是练习瑜伽后休息半小时，待身体安定下来后再洗澡。之所以不能立刻洗澡，是因为经过一系列的瑜伽体式练习后，能量仍均匀地在身体的各个部位流动穿行，体温也比平时略高一些，立刻洗澡会引发身体温度的变化，留在体内的能量不得不用来维持身体的温度，容易破坏身体正常机能，导致免疫力下降。不过，可以选择在练习

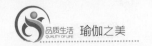
前洗一个澡，然后休息20～30分钟，这样能让身体变得更加洁净和轻松，减少肌肉紧张，帮助身体获得舒张。

空调房里不宜练习瑜伽

练习瑜伽最好在阴凉、通风的环境中，可以选择空间足够大、干净舒适的房间练习，也可以在露天场所，如花园、草坪等开阔的地方练习，但要避开大风、寒冷、骄阳或空气比较污浊的时候。需要注意的是，不要选择在空调房里练习瑜伽。因为瑜伽是一项有氧运动，空调房内往往氧气不足，一来影响练习效果，二来练习时人体的毛孔处于完全张开的状态，如果空调的冷气袭人，很容易引起感冒。此外，皮肤在空调房内会呈现缺水状态，时间长了会减弱排汗功能，不能达到排毒功效。

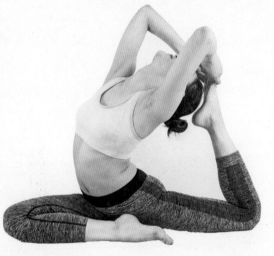

由易到难，循序渐进练习瑜伽

瑜伽体式众多，可以按照难度等级，由易到难、循序渐进地练习。初学者不要急功近利，妄想一两次或者短时间内达到锻炼效果，或者希望自己一下子就完成高难度的体式，这些想法都是错误的。每个人的体能和体质都不一样，练习时一定要量力而行。先做到自己的极限位置，然后再慢慢向标准动作靠拢，循序渐进地提升自己的能力。要记住，瑜伽是一个长期的运动体系，需要坚持不懈的练习。同时应把它当成是个人的修炼，不要盲目和人攀比。

不同身体状况必知的禁忌

针对不同的身体状况，练习瑜伽时也要牢记一些禁忌。如患有慢性疾病，或者手术过后处于恢复期的人群，练习瑜伽之前，最好先咨询医生，然后在瑜伽教练的指导下练习。高血压、低血压患者，头部或颈部受过伤害的人群，不适合做头下脚上的倒立动作。孕妇练习瑜伽要在教练指导下进行，凡压迫到腹部的体式都要避免，产前三个月要停止练习。女性在经期练习瑜伽能稳定情绪，减缓痛经，但在经期头两天最好只做静坐或冥想呼吸的练习，经期后期也不要做大幅度的动作，避免倒立、反转和过分挤压腹部的体式。

瑜伽练习注意事项

🦋 练习服装和饮食

尽量穿着宽松、舒适的衣服，如果身体感觉冷，可以盖上毛毯。建议饮食营养均衡，食用含有丰富蛋白质、维生素、矿物质、糖类、低脂肪的食物。

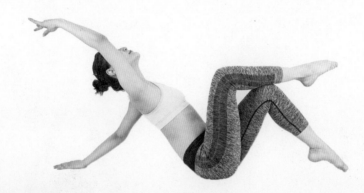

🦋 饭后不宜练习

1 练习瑜伽最好是在空腹状态下或饭后3～4小时内练习，饮用流食后至少30分钟后进行练习为佳，饱餐后练习瑜伽容易引发胃痉挛，影响身体健康。

2 在做各种瑜伽练习时，一定要在自己身体极限的边缘温和地伸展身体，千万不要用力推拉牵扯。

3 如果在练习过程中出现体力不支或身体颤抖，请即刻还原您的身体，不可过度坚持。

4 任何运动都有可能出现迟发型肌肉酸痛，如在练习后出现此现象，请给以适当按摩或冷敷。

5 在做瑜伽练习时请将注意力放在动作对自己身体产生的感觉上。

6 除非另有说明，否则在练习中自始至终需用鼻子进行呼吸。

7 时刻记住每一次练习都应做得缓慢且步骤分明，不要出现使身体失控的惯性现象。

8 年龄较大或颈、背曾有严重损伤的人应先取得医生或教练的意见后才可决定是否进行瑜伽体位法练习。

9 在做瑜伽练习时，如果感到身体关节发出轻微的咯咯声，请不要担心，这说明你的身体正开始变得灵活，但如果是同一关节在一段时间内总是反复出现这一状

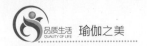

况，请及时咨询教练。

10 如果在做某一姿势时身体某一部位发生剧痛，请立即停下来，这可能是韧带或肌肉拉伤，需用冰水进行冷敷，且在短时间内不要再做此动作。

11 瑜伽练习场所宜安静优雅，空气流通且有充足的空间伸展肢体。

12 练习瑜伽时，最好能面朝北方或东方，以吸取地球磁场的能量。

13 练习瑜伽前请除去身体的一切束缚，如腰带、领带、手表、胸衣、首饰等。

14 瑜伽练习以赤脚练习为佳，以便体内毒素从脚底排除。

15 瑜伽体位法练习最好在瑜伽专用垫上进行，以防脚底打滑而受伤。

16 瑜伽练习者在练习前请先如厕清洁膀胱。

17 虽然修习瑜伽极为有益，但并不是说瑜伽修习者就可以忽视有效的医学治疗。练习者应把瑜伽视为一种有效的保健运动或预防辅助治疗疾病的方法。

18 瑜伽练习结束后，需30分钟后再进行沐浴，以免着凉。

19 女性练习者在经期可根据自己的体能做适当练习，但要避免倒立动作，以防骨盆充血。

20 练习者在练习瑜伽过程中应全神贯注在这个体位给身体带来的感觉上，不要盲目和其他练习者攀比。

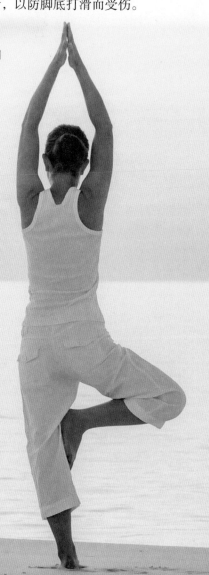

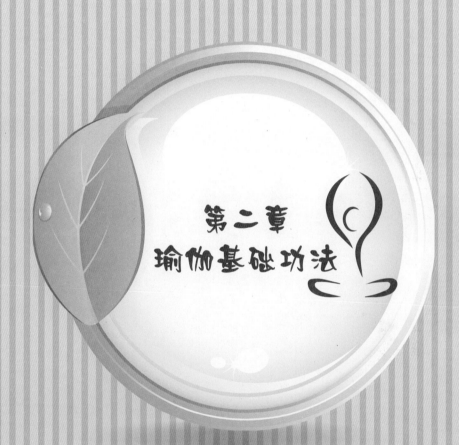

第二章
瑜伽基础功法

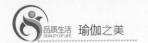
第一节
瑜伽基础热身

  在正式练习瑜伽体式之前，先进行5~10分钟的基础热身运动，能有效改善身体末端的血液循环，让身体各部位和关节变得柔软、更富有弹性，从而让身体更加轻松自如地完成各种瑜伽体式，减少受伤的可能性。

颈部旋转活动

功效

- 可以缓解颈部的僵硬感，减少颈椎疼痛，并预防颈椎病。
- 提前给颈部热身，可以避免瑜伽体式练习过程中颈部受伤。

步骤

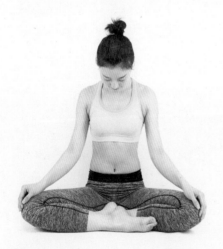

① 挺直腰背坐在垫子上，弯曲左膝，将左脚放在右大腿内侧，右脚放在左小腿外侧的地面上。双手扶住两膝，低头，让下巴尽量靠近前胸，拉伸颈部后侧肌肉。

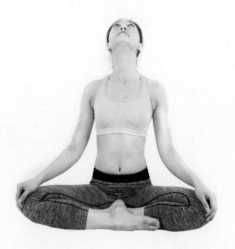

② 头部慢慢回正，吸气时头部尽量向后仰，眼睛看向天花板，拉伸颈部前侧肌肉。

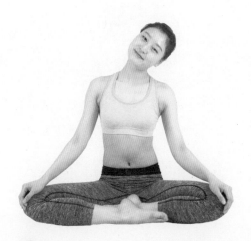

3/ 呼气时头部慢慢回正，吸气，头部倒向身体左侧，拉伸右侧颈部肌肉。

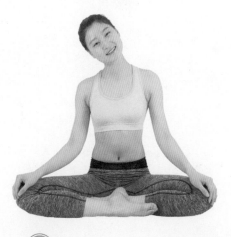

4/ 呼气时头部回正，再慢慢倒向右侧，拉伸左侧颈部肌肉。

温馨提示

颈部左右旋转时，保持上半身不动。

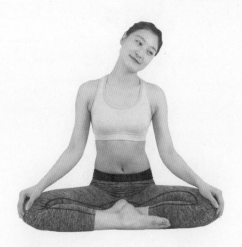

5/ 保持缓慢的呼吸，将前后左右四个点连接，头颈部沿顺时针方向转一圈。

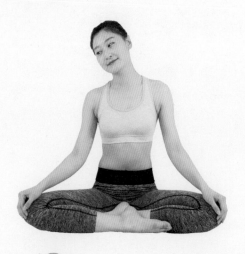

6/ 头部回正后，再按逆时针方向匀速且缓慢地转动一圈。

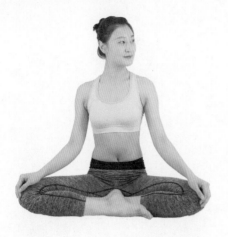

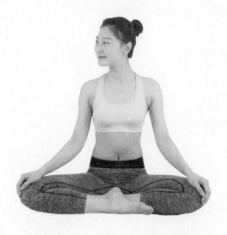

7 肩部不动，头部向左转90°，眼睛看向左肩的方向。

8 头部回正后，向右转90°，眼睛看向右肩的方向，保持10秒。

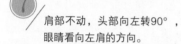

温馨提示

　　颈部在旋转过程中要保持匀速，注意幅度不要过大，动作不要过猛，以免颈部受伤。

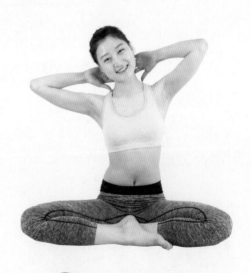

9 做完一组动作后活动下脖子，再做一次练习。

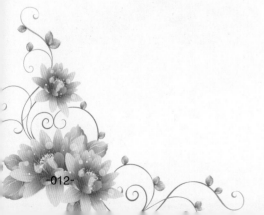

2 手腕推转活动

|功|效|

- 活动腕关节，使手腕动作更灵活。
- 有效消除手腕酸、胀、麻、痛等不适感。

|步|骤|

温馨提示

两手手掌要在一个平面内。

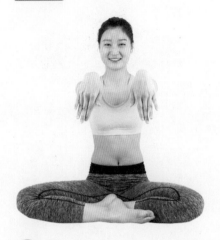

① 取任意简单坐姿，腰背挺直，双臂在胸前平举，与肩同高。双手手腕向下，指尖垂直指向地面。

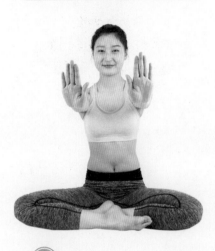

② 翻转手心向上，双手指尖指向天空。

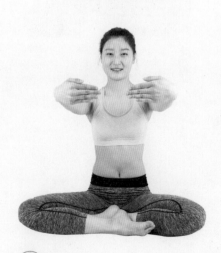

③ 两手臂微微向外分开，向内翻转手腕，双手指尖相对。

重复次数 2次

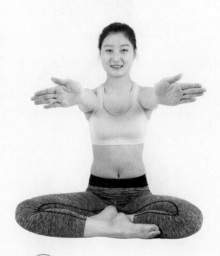

④ 同时向外180°翻转两掌心。

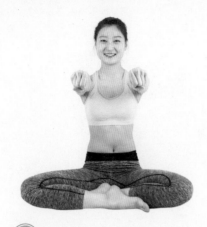

⑤ 收回两掌心，双手握拳，双臂在胸前平举不变。

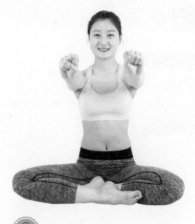

⑥ 向上翻转手腕，使拳心面向正前方。

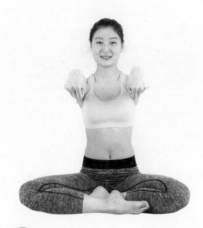

⑦ 慢慢向下翻转手腕，拳心面向身体。

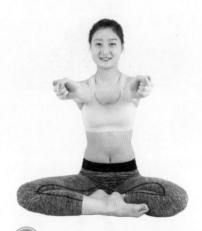

⑧ 手腕回正，两手同时向外旋转拳头，连续转动20秒。

⑨ 再同时向内旋转拳头20秒。动作完成后，用手按摩手腕休息片刻。

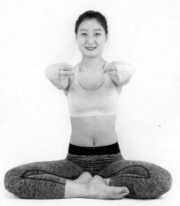

3 肩部扩展活动

功效

- 缓解肩部酸痛感和僵硬感，全面放松双肩，同时还能加快肩背部血液循环。
- 让双肩充分活动，利于瑜伽体式的练习。

步骤

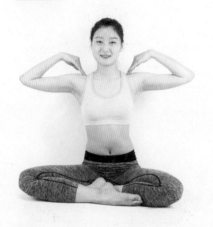

重复次数
3次

① 取简易坐姿，腰背挺直，双手指尖轻轻搭在肩部，两大臂与地面平行，眼睛正视前方。

② 双手指尖不动，双臂绕至胸前，两手肘相对。

温馨提示

用手肘尖尽量绕最大的圆弧。

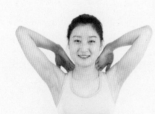

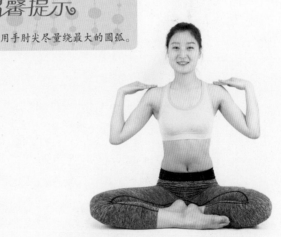

③ 两手臂带动双肩向上画圈，使肩部打开到最大程度。

④ 双肘带动双臂按顺时针转动，转动时尽量用手肘尖绕最大的圆弧。双臂顺时针转动4圈后，再逆时针转动4圈。

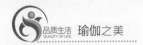
4 手臂旋转活动

|功|效|

- 全面拉伸手臂关节，锻炼手臂肌肉，美化手臂线条。
- 使瑜伽体式中手臂的拉伸动作做得更到位，避免手臂拉伤。

|步|骤|

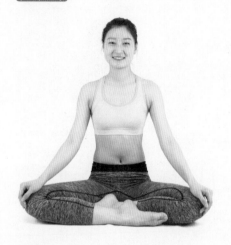

① 简易坐姿，眼睛看向前方，调整呼吸。

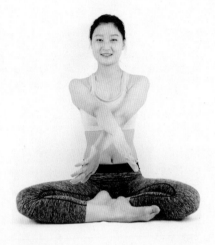

② 吸气，双手离开膝盖，双臂在体前交叉，左手在下，右手在上。

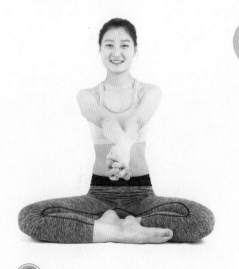

③ 吸气，双手十指交叉相握。

重复次数
3次

温馨提示

练习时腰背要始终挺直，手臂旋转的幅度以自己感觉舒适为准，不要过分勉强。

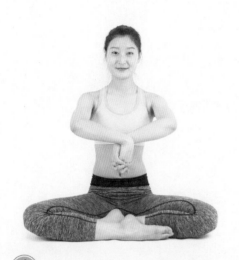

④ 呼气，双手十指交叉相握不变，双手带动手腕和手肘慢慢向下翻转，肩部保持自然下沉。

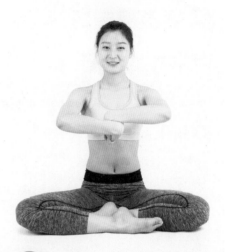

⑤ 再次吸气，交握的双手和两小臂以最远的路线向身体方向翻转靠拢。

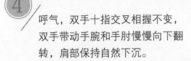

温馨提示

旋转手臂肘时背部要挺直。

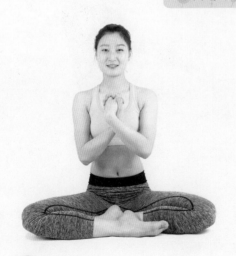

⑥ 呼气，双手由内向上翻转至胸部正前方。

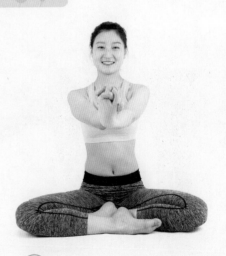

⑦ 两手臂继续向外翻转，直至双臂向前伸直，保持姿势20秒。然后松开双手，轻轻甩动或揉捏手臂。

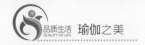
5 腿部前踢活动

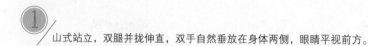

|功|效|

- 锻炼双腿柔韧性，消除大腿内侧赘肉。
- 灵活膝关节，减少瑜伽体式练习中腿部受伤的可能性。

|步|骤|

① 山式站立，双腿并拢伸直，双手自然垂放在身体两侧，眼睛平视前方。

② 双手叉腰，左腿伸直不动，右腿向身体正前方伸出，保持姿势10秒。

③ 保持身体直立，右腿尽量向身体正后方伸展，保持姿势10秒。

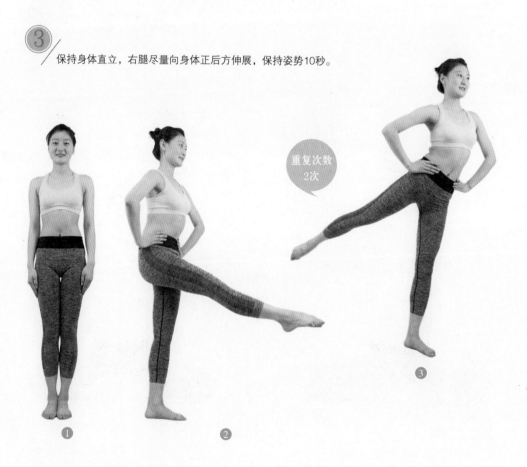

重复次数
2次

❶

❷

❸

④ 收回右腿，恢复站立姿势，然后将右腿向身体右侧伸出，保持姿势10秒。

⑤ 再次收回右腿，换左腿向身体正前方伸出，保持姿势10秒。

⑥ 向后伸直左腿，拉伸左大腿后侧肌肉，保持姿势10秒。

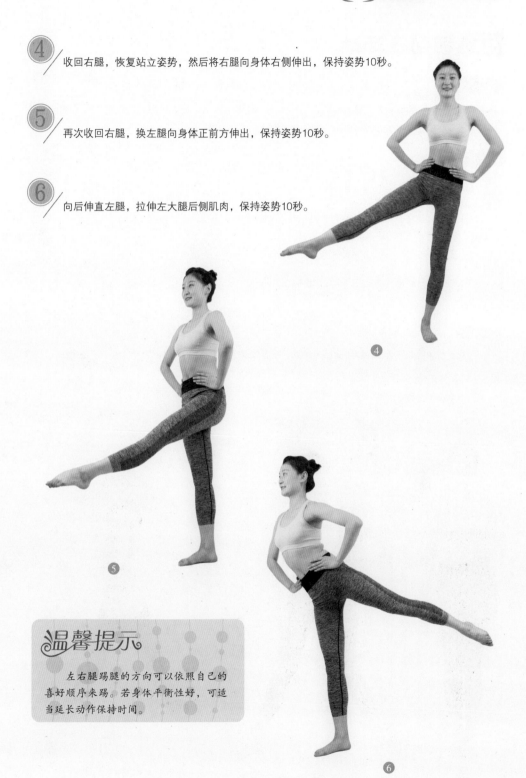

④

⑤

⑥

温馨提示

左右腿踢腿的方向可以依照自己的喜好顺序来踢。若身体平衡性好，可适当延长动作保持时间。

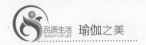

6 腹部扭转活动

|功|效|

● 增强腰部的灵活性、柔韧性，缓解腰部酸痛。
● 挤压按摩腹部，减少腹部多余脂肪，平坦小腹。

|步|骤|

 山式站立，双手放在身体两侧，眼睛平视前方。

 双腿分开一肩宽，腰背挺直，双脚脚尖向外打开。

 双手在胸前交叉握拳，以腰腹部为轴点，双臂带动上半身慢慢向下俯身。

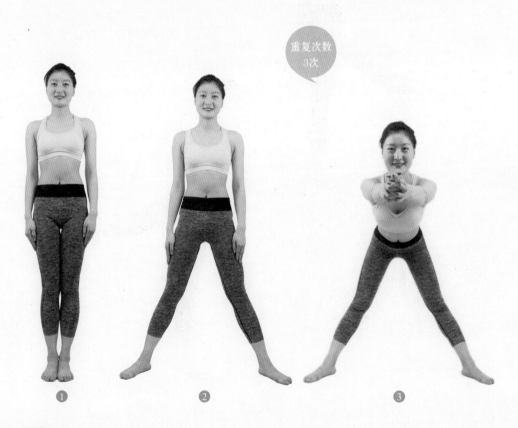

重复次数
3次

❶   ❷   ❸

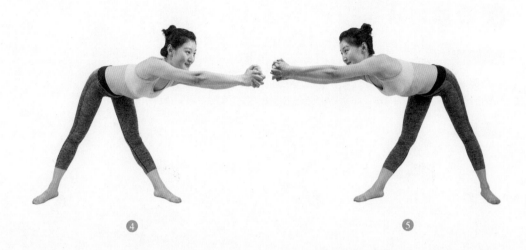

④   ⑤

④ 以腰部为轴，上半身慢慢转向身体左侧，保持姿势10秒。

⑤ 身体回正后，双臂带动身体再慢慢转向右侧，保持姿势10秒。

⑥ 然后直立起上身，松开双手，按摩腰腹部，放松休息。

温馨提示

　　腰腹部向左右转动时，速度要缓慢有节奏，不要贪快，以免扭伤。另外，腿部姿势始终保持不变。

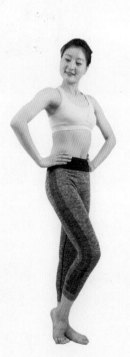

⑥

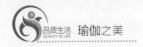
7 脚踝活动

|功|效|

- 灵活踝关节，放松紧张的脚踝。加快足底和脚踝处血液循环速度，迅速暖身。
- 强健小腿肌肉，避免练习过程中脚踝和足部受伤，有利于瑜伽体式的练习。

|步|骤|

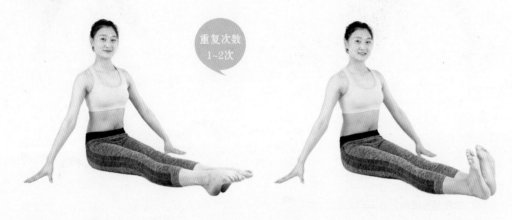

重复次数
1~2次

① 挺直腰背坐在垫子上，双手放在身体两侧，双腿向前并拢伸直，两脚背绷直，两脚尖用力向下压，保持10秒。

② 向上勾回脚尖，保持10秒。脚尖这样一上一下重复6~8次。

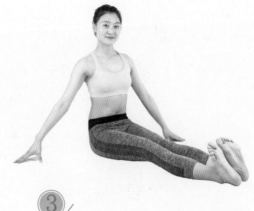

③ 以两脚跟为轴心，双脚尖同时按顺时针方向转动6圈。

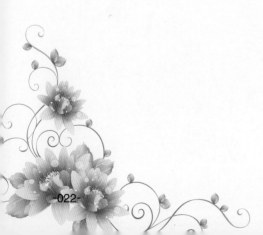

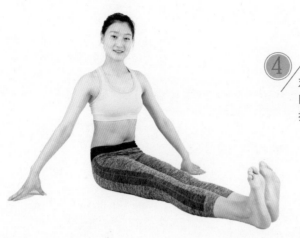

④ 双脚回正后，休息5秒，再按逆时针方向同样旋转6圈，转动过程中，双腿始终保持并拢状态。

⑤ 双腿和双脚略微分开，双手撑住臀部两侧的地面，按左脚顺时针、右脚逆时针方向同时转动6圈。

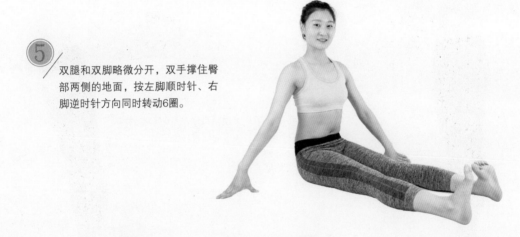

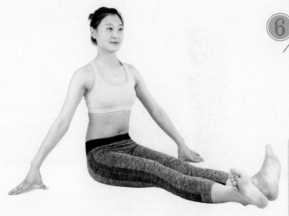

⑥ 然后左脚逆时针、右脚顺时针继续转动6圈。

温馨提示

双脚在旋转过程中，无论是同方向还是反方向，动作都要缓慢，速度过快会扭伤脚踝。另外，双腿要始终紧贴地面，双脚尽量绕最大的圆弧。

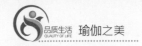

8 拜日式

|功|效|

- 有效舒展全身关节和肌肉，增强身体柔韧性，全方位滋养身体各脏器。
- 调整自律神经，预防各种神经系统、内分泌系统疾病。

|步|骤|

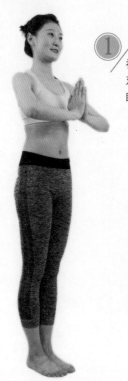

 祈祷式。腰背挺直站立在垫子上，双腿并拢伸直，双手在胸前合十，眼睛平视前方，均匀呼吸。

后仰式。吸气，双臂向头顶上方伸展，带动上半身慢慢向后仰，直到弯曲到身体极限处，同时向前推出髋关节。

重复次数 2次

 前屈式。双臂带动身体慢慢恢复站立姿势，双腿保持伸直，上半身继续向前向下倾，双手撑住双脚前方的地面，头部自然下垂，保持姿势10秒。

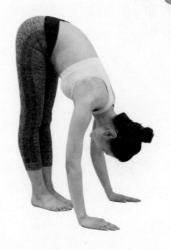

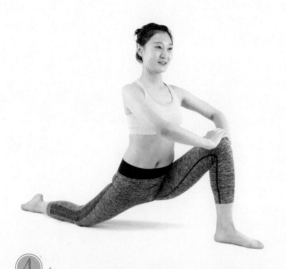

④ 骑马式。吸气，弯曲双膝，呼气，左腿向前跨一步，左小腿与地面垂直，右腿尽量向后伸展。双手交叠放在左膝上，腰背挺直，胸部尽量向外扩展，眼睛看向前方。

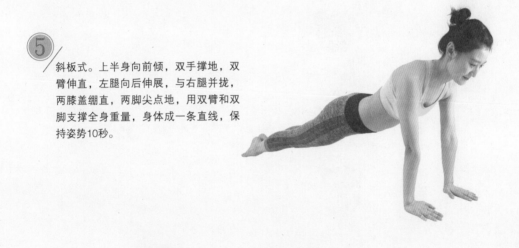

⑤ 斜板式。上半身向前倾，双手撑地，双臂伸直，左腿向后伸展，与右腿并拢，两膝盖绷直，两脚尖点地，用双臂和双脚支撑全身重量，身体成一条直线，保持姿势10秒。

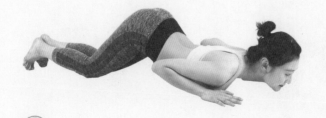

⑥ 八体投地式。吸气，弯曲膝盖，两膝着地。呼气，弯曲双肘，让胸部和下巴着地，髋部和腹部抬离地面。

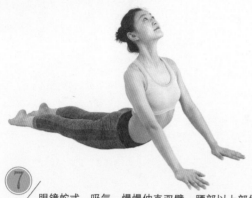

⑦ 眼镜蛇式。吸气，慢慢伸直双臂，腰部以上部位抬离地面，同时臀部下落，让下半身完全贴合在地面上，头部尽量向后仰，眼睛看向天花板。

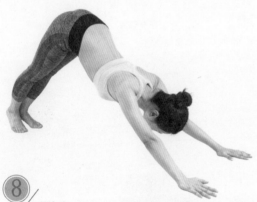

⑧ 顶峰式。呼气，双脚并拢，脚心贴地，双腿绷直，上半身慢慢向前俯，臀部逐渐抬起，翘在半空，头部尽量下压，落在两手臂之间。

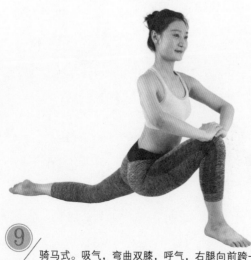

⑨ 骑马式。吸气，弯曲双膝，呼气，右腿向前跨一步，右小腿与地面垂直，左腿尽量向后伸展。双手交叠放在右膝上，腰背挺直，胸部尽量向外扩展。

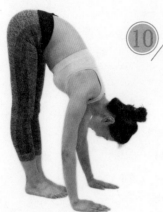

 前屈式。身体恢复站立姿势，上半身慢慢向前向下屈，同第3步姿势。

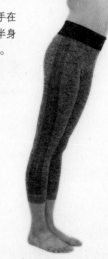

11 后仰式。慢慢抬起上半身，双手在头顶合十，手臂带动头部和上半身一节一节向后仰，同第2步姿势。

 祈祷式。呼气，身体慢慢恢复原位，双手在胸前合十，回到第1步姿势。然后用双手轻轻拍打肩部、背部、腹部、腿部等部位，逐渐放松全身。

温馨提示

在清晨起床后，迎着太阳做拜日式是效果最理想的时机。这个阶段做拜日式，更有利于提高身体代谢水平，让人一整天都保持活力，精力充沛且充满能量。

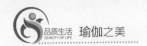
第二节
休息术

　　瑜伽休息术的效果远甚于睡眠。因为人在睡眠状态中只是得到部分休息，大脑神经并没有停止运行，经常会有梦境产生，许多人被噩梦惊醒后，反而更加疲惫。练习瑜伽休息术时，大脑处于睡与非睡的临界线，不容易胡思乱想，尚保留一些知觉，大脑皮质因而获得放松与休息。

　　通过瑜伽休息术，能使身心都得到充分放松，大脑、神经系统和身体得到完全休息，并恢复活力。高质量的10分钟休息术相当于2小时的睡眠时间。

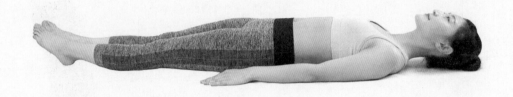

步骤

①　仰卧，两腿分开30厘米左右，手臂放于身体两侧，手心向下，闭上眼睛，合上嘴，保持口腔内的清洁。

②　闭上眼睛保持2秒钟，然后睁开2秒钟，做这个简单的眼睛睁闭3～4次。

③　再次睁开眼睛，向上看，再向下看，然后平视。接着向左看，向右看，再平视，闭上眼睛。重复这个练习2～3次。

④ 张开嘴，不要太用力，把舌头向着喉咙的部位卷曲，闭上嘴巴，保持舌头的卷曲形状10秒钟左右。再张开，把舌头回到正常的位置，闭上。重复练习2～3次。

⑤ 一直闭着眼睛，将注意力集中在两脚脚趾上，心里想着它们的放松。然后逐渐将注意力向上转移，小腿、膝盖、大腿、臀部、腰部、背部、腹部、胸部、肩膀、手臂、颈部、头部，全身的所有部位都彻底放松了。轻微地将颈部向左右转动，然后将头部保持在一个舒服的位置，这样全身就都能放松了。

温馨提示

按照以下的程序进行放松：

想象你曾经去过的一个风景优美的地方，例如公园、河边或大海边，想象你正在这个地方，躺在那里，呼吸着新鲜的空气。缓慢地深呼吸，吸气的时候，腹部向外鼓出，呼气时腹部向内收缩。一呼一吸是一个回合，尽量轻柔。做这样的呼吸10～12次。当深呼吸结束时，感觉你自己就像快要睡着一样，现在你已经彻底放松了。保持这样的状态5～15分钟，然后睁开眼睛，伸展身体，再坐起来。

第三节
冥想法

"冥想"在瑜伽中有"警觉"的意思，是瑜伽调节心绪的一种方法。冥想是一种思考方式，通过冥想与自我潜意识的沟通可以让现代人达到减压和心灵美容的目的。瑜伽当中的"冥想"就如同面对一个湖，湖面平静则清澈见底，若湖面动荡、波涛汹涌，那什么也看不到了。思维也是如此，只有当思维平静时，才能看到和感受到内心的平和与宁静。

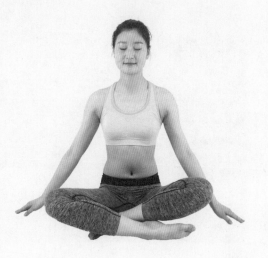

三大·瑜伽冥想法

🦋 观呼吸

可以把专注力放在平稳且深长的呼吸上，且慢慢地缩小注意力范围，可将

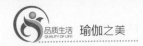

注意力集中在某处，如鼻尖或是鼻尖外那一小块，并均匀地吸、吐气。仔细去感觉体会每个吸吐之间的变化，其他则什么都不需要去考虑。

🍃 观外物

您也可以半闭眼睛，适当放松，把余光集中在眼前约30厘米之遥的定点上。瞩目的焦点可以是一张图，也可以是一盏烛光。尽量选择一些有利于精神集中的物品，愈单纯愈好，色泽尽量单一、简洁、明快，以免分心。可注视它一阵子后，缓缓地把眼睛合上，心中仍想着那个单纯的影像，依旧保持着平顺的呼吸。

🍃 内观

内观可以看到内心深处更深层的地方，除了之前介绍的观呼吸外，还能专注在第三眼、喉轮、心轮等多处。若心中有什么杂念产生，仍旧回来观想内视的定点，不要让注意力就此分散掉，始终保持静心安宁的状态。冥想的时间不宜太长，尤其是对于初学者，能专注地冥想5分钟已非常有成效，急于求成反而适得其反。等到适应和熟悉冥想方法之后，再慢慢拉长每次冥想的时间。不过，要提醒的是，我们虽观想某处，但身体和心情是要绝对放松的，不要不自觉地皱着眉或握着拳，尽量放松自己的面部表情。

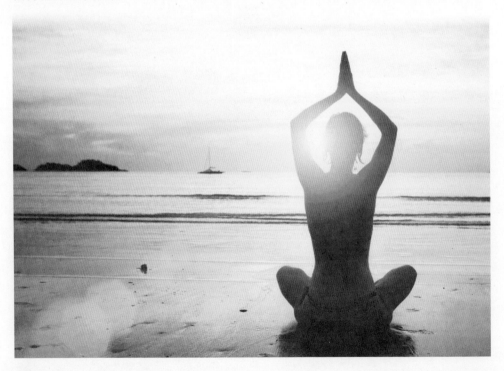

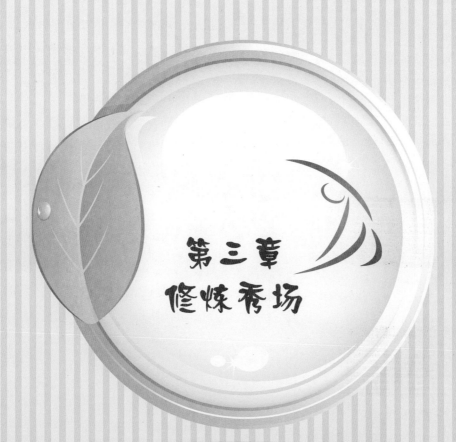

第三章
修炼秀场

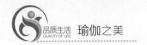
第一节
纤体从现在"坐"起

瑜伽的84 000个动作，首先就是要求我们能有一个正确的、对身体有益的坐姿，它也是练习瑜伽调息和瑜伽冥想的稳固基石。

人们发现，腹部肥胖的人群多见于常年坐着工作的"坐"家们——打字员、微机操作员、文秘职员、爬格子的作家等。只要发现腰围等于或大于臀围，尽管表面看来不那么胖，或者体重还没有"超标"，都应想办法尽快把聚积在这里的脂肪驱赶出去，在能量代谢中将其消耗掉，减少后患。

幸好，这种"职业性肥胖"还不顽固，专家们认为正确坐姿减肥都有可能从肚子上减去1千克或更多累赘的脂肪，这就需要我们调整坐姿，随时提醒自己挺胸、缩腹、直腰、坐如悬钟。

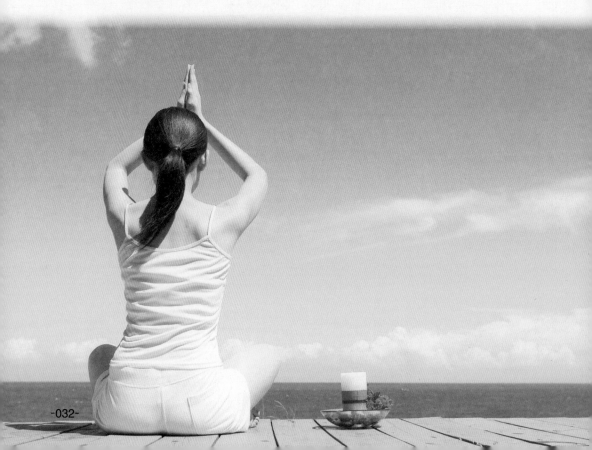

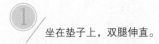

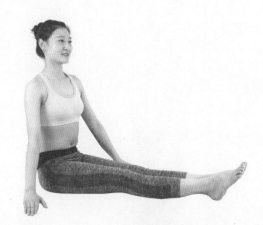

① 坐在垫子上，双腿伸直。

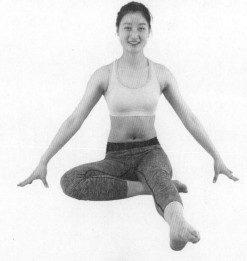

② 弯曲右小腿，把右腿放在大腿下。

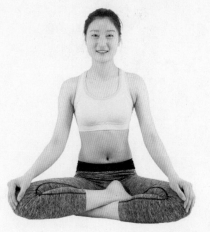

③ 屈起左小腿，把左腿放在右大腿下。双手自然放于双膝，掌心向下，头、颈、躯干部保持在一条直线。

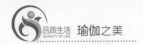
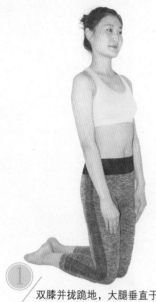

瑜伽罗盘
金刚坐

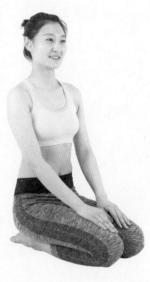

① 双膝并拢跪地，大腿垂直于地面。

② 将臀部坐在双脚脚后跟上，放松肩部，收紧下巴，挺直腰背，双手自然平放在大腿上。

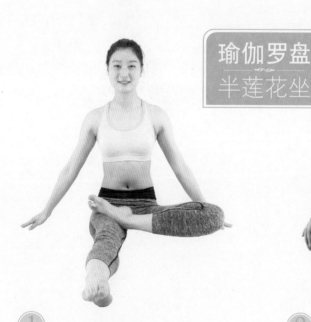

瑜伽罗盘
半莲花坐

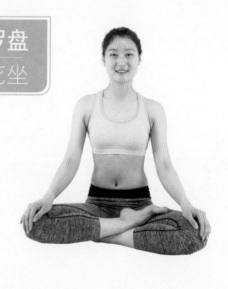

① 坐在垫子上，右腿伸直，弯曲左小腿，将左脚放在右大腿上。

② 屈左腿并把左脚放在右大腿下，腰背挺直，双手掌心向下，自然垂放于双膝上，并保持自然的呼吸。

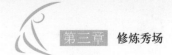

瑜伽罗盘
全莲花坐

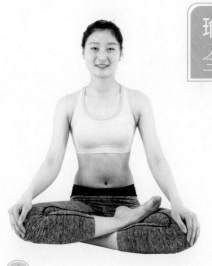

① 以半莲花坐为起始动作，挺直腰背。

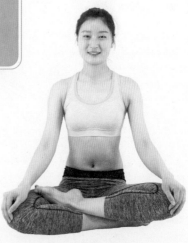

② 将左小腿绕过右小腿外侧，搭放在右大腿根部的半莲花上。双手掌心向下，自然垂放于双膝上，双肩保持放松。

瑜伽罗盘
吉祥坐

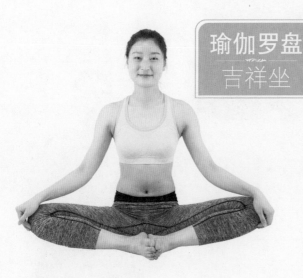

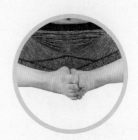

双腿弯曲，双脚掌心相对，脚后跟尽量收于会阴处，腰背挺直。

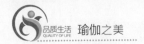
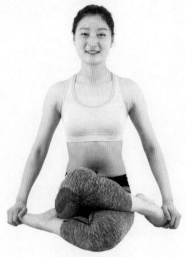

瑜伽罗盘
牛面坐

弯曲双膝，使双腿上下重叠，膝盖在一条竖线上，双手放于脚尖上，腰背挺直。

瑜伽罗盘
英雄坐

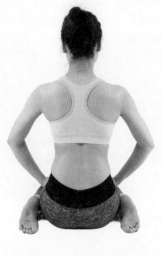

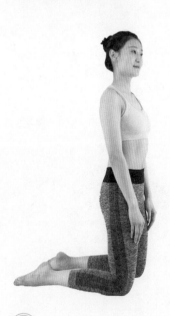

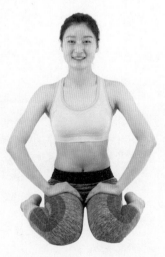

① 双膝并拢跪地，双脚分开与臀部同宽。

② 臀部坐在两脚之间的垫子上，后脚跟夹紧臀部，挺直腰背，双手搭放在大腿上。

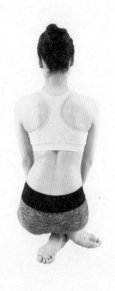

瑜伽罗盘
狮子坐

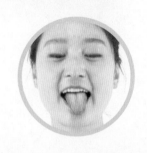

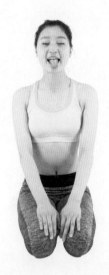

① 跪坐于垫子上，把左右脚脚踝交叉，将脚跟抵于肛门下方，双手放在双膝盖上，挺直腰背。

② 张大口，把舌头伸出口外，双目凝视鼻尖，用嘴巴呼吸。

第二节
一呼一吸，排毒去脂

瑜伽呼吸法不仅增加血液氧含量，而且也是促进人体排毒的重要方式。我们在日常生活中，因为久坐、含胸等不正确方式，导致呼吸浅短且急促，这样不利于人体内深层次的新废气交换；而瑜伽的呼吸强调均匀、细腻、绵长，练习时通过控制自身的呼吸，能为体内输送更多新鲜氧气，深层次滋养及按摩内脏，排除体内多余毒素。常见的瑜伽呼吸法有三种：腹式呼吸、胸式呼吸及完全式呼吸。

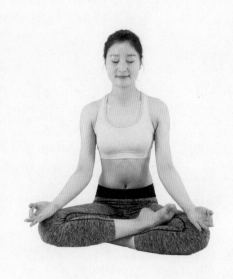

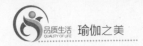
腹式呼吸法

| 功 | 效 |

- 腹式呼吸法是最基本的呼吸法，这种呼吸法较深层，练习时应以肺的底端控制呼吸力度和频率。经常练习能有效帮助提高腹腔脏器的消化吸收功能。

| 步 | 骤 |

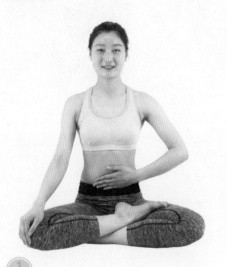

① 取任意舒适的坐姿，将一只手轻轻放于腹部，手掌不要用力，轻轻贴住腹部即可。吸气时，感受腹部的变化，感觉到空气深深地吸入肺的底部，手能感觉到腹部越抬越高。

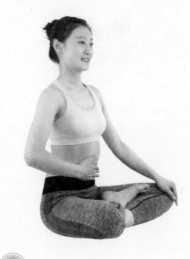

② 呼气时，慢慢收缩腹部肌肉，肺部的废气慢慢排出体外。

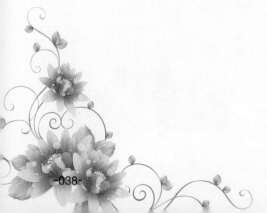

温馨提示

　　练习腹式呼吸时，要注意保持背脊挺直，同时注意不要用胸腔蓄气。可以将意识集中在腹部，并用手去尽量感受腹部的动作。此外，仰躺的姿势也可以练习腹式呼吸。

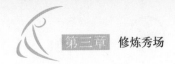

2 胸式呼吸法

|功|效|

● 胸式呼吸法是采用肺部的中上部分进行呼吸的，也就是我们日常生活中常用到的呼吸方法。经常有目的地练习可帮助缓解精神压力，消除紧张情绪。

|步|骤|

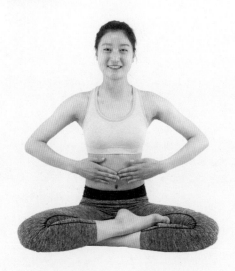

1 取任意舒适的坐姿坐在垫子上，双手轻轻托放在乳房的下方、肋骨的位置，大拇指与四指分开。吸气，感觉空气正慢慢进入胸部区域，双手感觉胸部的扩张，腹部保持不动。

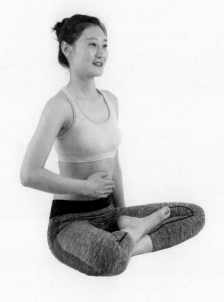

2 呼气时，双手感觉胸部在向内收缩，呼气到极致，直到完全吐出体内废气。

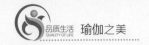
3 完全式呼吸法

|功|效|

- 完全式呼吸法是集腹式呼吸和胸式呼吸为一体的呼吸方法，练习时常常要充分调动肺部及腹腔的全部力量。经常练习完全式呼吸法，能激活体内细胞活性，加速体内新陈代谢。

|步|骤|

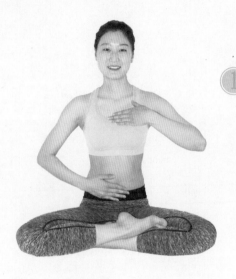

① 取任意舒适的坐姿坐在垫子上，将一只手轻轻放在胸部，另一只手轻轻放在腹部。吸气，依次感受腹部区域逐渐被气体充满后，再将胸部也逐渐充满气体，双手先后向外推的感觉。

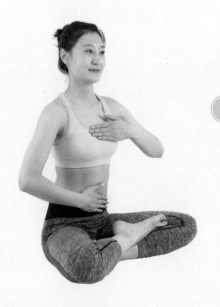

② 呼气，从肩膀到胸部、腹部依次放松，尽量向内收紧腹肌，双手感觉身体向内回收，使得肺部气体大量排出体外。

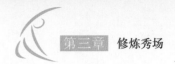
第三节
"手印"平衡身心

　　瑜伽手印（梵文mudra），又称为印契，现常指瑜伽修行者在修炼时，双手手指所结的各种姿势。瑜伽认为，五根手指有不同的内涵和意义，不同的手指相扣的方式构成不同的手印，而不同的手印对身心的影响也是不同的。

瑜伽罗盘
智慧手印

|功|效|

* 有助于使身心更平衡、稳定，意识更专注，使
  冥想静坐练习更完善，质量更高。

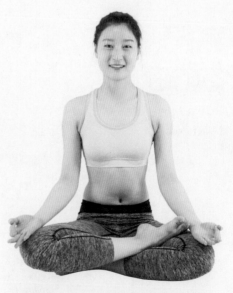

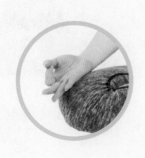

选择一种瑜伽静坐姿势坐好，双手的拇指和食指相扣，其余三个手指伸直放松，双手垂放于双膝上，掌心向上。

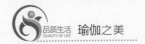

瑜伽罗盘
泰手印

| 功 | 效 |

- 拇指代表大宇宙，食指代表小宇宙。两指相扣代表个体小宇宙的能量与大宇宙的能量相融合，同时让我们很快进入平静状态。

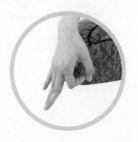

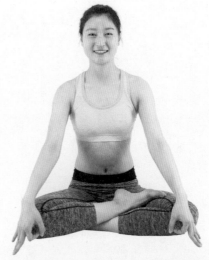

选择一种瑜伽静坐姿势坐好，双手的拇指和食指相扣，其余三个手指伸直放松，双手垂放于双膝上，掌心向下。

瑜伽罗盘
大地手印

| 功 | 效 |

- 刺激体能，对皮肤、头发都有很好的调整作用。

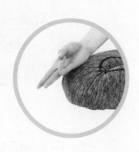

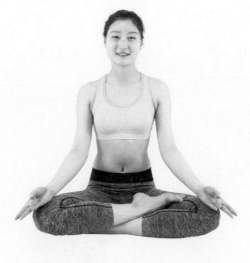

选择一种瑜伽静坐姿势坐好，将拇指和无名指交接。

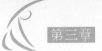

瑜伽罗盘
能量手印

|功|效|

- 排除体内的毒素，消除泌尿系统的疾症，帮助肝脏完好运行，长期练习可调整大脑平衡，让我们变得耐心、平和，充满信心。

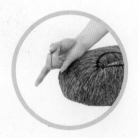

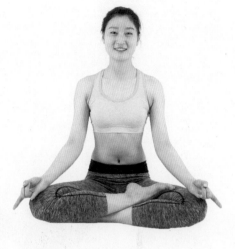

将拇指、无名指和中指交接，其他手指平伸。

瑜伽罗盘
生命手印

|功|效|

- 增加活力，调整疲惫和紧张的身心，并能改进视力。

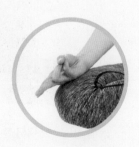

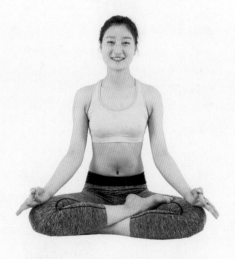

将拇指、无名指、小指交接，其他手指平伸。

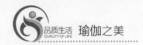

瑜伽罗盘
结定手印

|功|效|

• 禅定的首选手印。

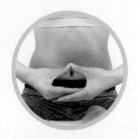

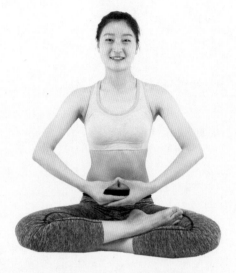

双手掌心向上相叠,两拇指交接。

瑜伽罗盘
双手合十

|功|效|

• 阴阳结合,让我们全神贯注。

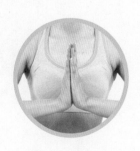

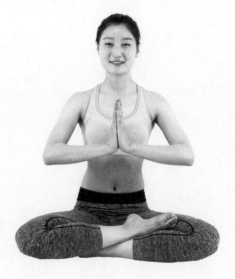

双手掌心相对。

第四节
纤体"式"在必得

纤体瘦身瑜伽，牵动身体的全部肌肉，同时注重调节呼吸，塑造优美的身体线条。纤体瑜伽不仅排毒美颜、瘦身减肥，并且还具有非常好的养生保健功效。以下纤体瑜伽体式，让您在纤体瑜伽的轻松氛围中彻底放松身体和精神，尽情伸展身体，享受瑜伽的美感与乐趣。

1 叩首式

【功 效】

- 促进脸部血液循环，加强脸部新陈代谢，有效去除水肿，改善肤色。
- 减轻头痛、头晕眼花等头部不适症状。

【步 骤】

重复次数
3次

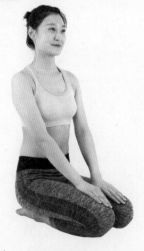

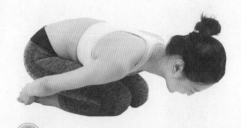

2 / 吸气，尽量使脊柱向上伸展。呼气，向前屈身，使胸腹部靠近大腿，额头贴于垫面，同时臀部不要离开脚后跟。双手轻轻扶住双脚脚后跟，手臂伸直。

1 / 采取金刚坐姿，腰背挺直，双手自然垂放于大腿上，眼睛平视前方。

3 / 深呼吸，手臂不动，慢慢向上抬高臀部，头部紧挨地面向前移动，头顶贴地，使大腿与地面垂直。双手从脚后跟处移至小腿肚或膝盖处为止。保持姿势30秒，慢慢回到初始姿势。

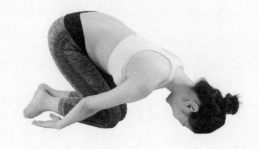

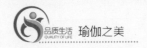
2 前屈式

| 功 | 效 |

激瘦原理

- 身体前屈时血液倒流回脸部，使得脸部血液循环加快，能有效滋养面部，使人脸色红润。
- 拉伸双腿后侧肌肉，紧实双腿上的肌肉群，让腿部线条更显修长。

| 步 | 骤 |

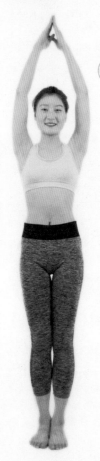

① 站立，双腿伸直、并拢，双臂向上伸展，双手在头顶合十，眼睛平视前方，调整呼吸。

重复次数
3~5次

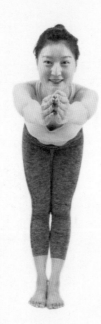

② 深呼吸，呼气时，以髋关节为轴，向前屈上身。

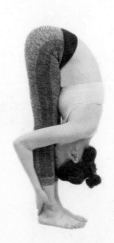

③ 身体继续前屈，尽量使胸部和腹部靠近大腿，额头和下巴都贴在腿上。同时双手环抱住两脚踝。保持动作30秒，起身回到初始姿势，并尽力向上伸展脊柱，轻轻抖动双腿，放松休息。

温馨提示

向前屈身时，腿部始终保持挺直状态，且要将腹部收紧，以感觉到腹部肌肉因用力而微微发抖为宜，但不要一蹴而就，以免受伤。

3 骑上骆驼式

|功|效|

激瘦原理
● 拉伸和挤压颈部的肌肉，使颈部得到锻炼；同时，肩部和胸部得到扩张，伸展肩部的肌肉。
● 使胸部变得浑圆挺拔，纠正肩膀和脊柱的不良姿态。

|步|骤|

重复次数
2次

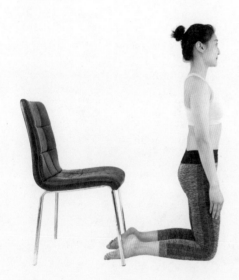

① 双腿跪立于地面，双膝微微打开，以两个拳头的宽度为宜，大腿保持与地面垂直，双手放于身体的两侧，在脚掌处放一把椅子。

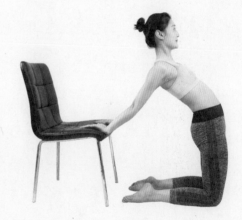

② 吸气，以髋部为轴点，从上背部开始慢慢向后仰，同时向后伸直双臂，使双臂落在椅子上。

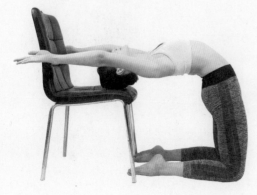

③ 推髋向前，屈背向后，直至背部几乎和地面平行，头顶触碰椅子。保持姿势30秒。呼气，运用腰腹的力量，使头部、双臂、上半身依次回到直立状态，放松全身。

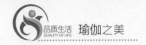
4 鸽子式

|功|效|

激瘦原理
- 充分伸展颈部、胸部、腰腹部以及腿部的肌肉，滋养脊柱，使身姿更挺拔。
- 促进全身的血液循环，同时加强新陈代谢，有助于缓解身体疲劳、恢复精神。

|步|骤|

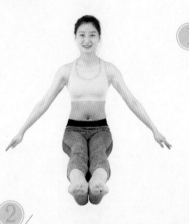

1 坐姿，双腿伸直并拢，双臂自然地放在身体的
两侧，手心向下。

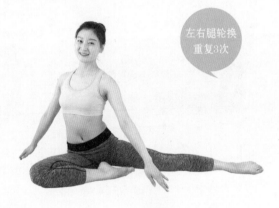

左右腿轮换
重复3次

2 深呼吸，让左腿向左侧伸直，与肩部
平行；右腿弯曲，右脚跟抵在会阴
处。右手放于右膝之上，左手伸直放
于左腿的膝盖内侧。

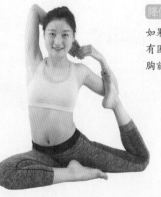

降低难度↓↓

如果双手在头部后方相扣
有困难，可直接让双手在
胸前相扣，以降低难度。

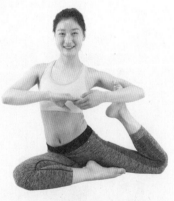

3 吸气，上半身稍微向右转。向上弯曲左腿，大
腿前侧和膝盖着地，左手臂弯曲，用手肘内
侧揽住左脚背，右手绕过头顶与左手相扣。
保持姿势15秒。松开双手，慢慢地放下双
手和左脚。调整呼吸，换另一侧重复动作。

温馨提示

背部要始终保持挺直的状态，头部也要向上抬
起，使整个胸部、肩部和颈部得到充分伸展；用手
肘揽住的一条腿应该与身体在同一个平面内。

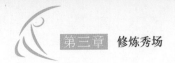

5 坐山式

|功|效|

激瘦原理
● 扩展胸肌,有效防治胸部下垂、外扩等不良状况,有利于消除腋下堆积的赘肉,使胸部曲线更加迷人。

|步|骤|

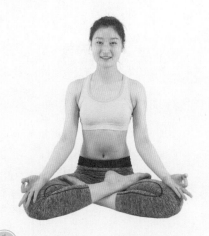

① 全莲花坐姿,双手呈莲花指放于两膝上,眼睛平视前方。

重复次数
2次

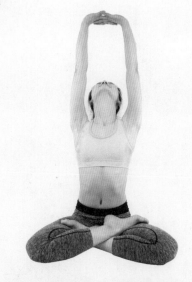

② 抬起双臂,十指在胸前交叉相握。吸气,双臂向上伸直,高举过头顶,手掌翻转,掌心朝上,将双臂向后、向上伸展。头部向后仰,眼睛望向手背。

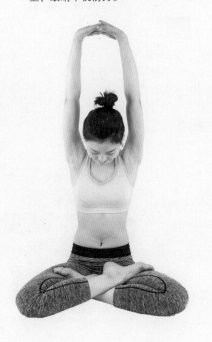

③ 呼气,低头,让下巴尽量靠近锁骨,保持5~10秒,均匀地呼吸,头部慢慢地还原,回到初始姿势。

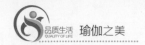
5 云雀式

【功|效】

激瘦原理
- 胸部得到伸展和扩张，对于减少腋窝附近的赘肉和消除副乳均有一定功效。
- 促进全身的血液循环，恢复正常的新陈代谢，改善手脚冰凉的寒性体质。

【步|骤】

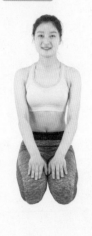

1 / 金刚坐姿，腰背挺直，双手自然地放在大腿上，眼睛平视前方。

左右腿轮换
重复3次

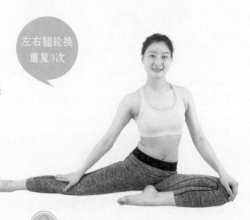

2 / 右腿向后伸展、伸直，脚背着地，左脚脚跟靠近会阴处，左手放在左膝盖处，右手放于右腿上，身体略微向右转。

3 / 双手向两侧打开侧平举，身体逐渐向后伸展，扩展胸部。

4 / 调整呼吸，身体转向左侧，正面朝向左膝。将骨盆向前推，头部后仰，眼睛望向上方。抬高手臂尽量向后打开，如同展翅的云雀一般。保持姿势30秒。

5 / 手臂慢慢还原，上半身渐渐向前倾，使胸腹部靠近左小腿。前臂交叠放于左膝前的地面，放松全身，换另一侧重复动作。

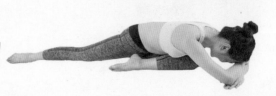

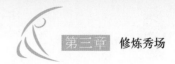
6 脊柱扭转式

|功|效|

激瘦原理

● 柔软和滋养脊柱，加强脊柱柔韧性，纠正因脊柱歪斜而造成的腰背酸痛，以及弯腰驼背等不良体态。

|步|骤|

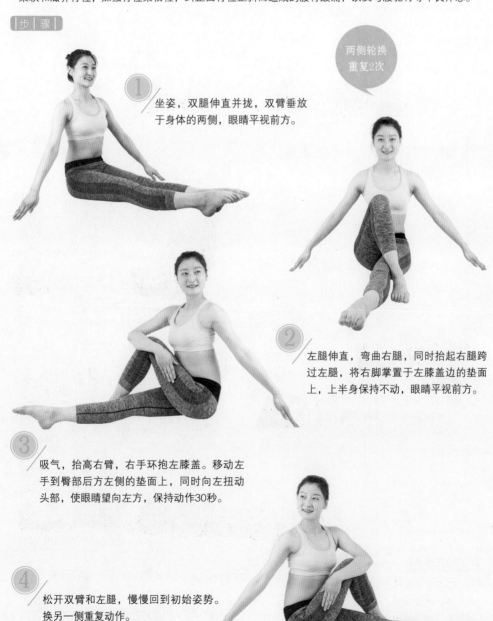

两侧轮换
重复2次

① 坐姿，双腿伸直并拢，双臂垂放
于身体的两侧，眼睛平视前方。

② 左腿伸直，弯曲右腿，同时抬起右腿跨
过左腿，将右脚掌置于左膝盖边的垫面
上，上半身保持不动，眼睛平视前方。

③ 吸气，抬高右臂，右手环抱左膝盖。移动左
手到臀部后方左侧的垫面上，同时向左扭动
头部，使眼睛望向左方，保持动作30秒。

④ 松开双臂和左腿，慢慢回到初始姿势。
换另一侧重复动作。

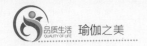

ㄱ 桥式

|功|效|

激瘦原理
● 有效拉伸脊柱，锻炼脊柱的柔韧性，缓解脊柱的紧张感和僵硬感。
● 刺激胃肠及肾脏的功能，排出体内多余水分，解决便秘问题，减轻水肿。

|步|骤|

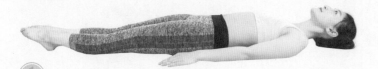

① 仰卧，双腿伸直并拢，双臂自然地放在身体的两侧，掌心朝下。

② 弯曲双膝，双脚跟尽量靠近臀部，保持呼吸均匀。

重复次数
3次

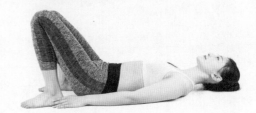

③ 吸气，双手握住双脚脚后跟，收紧腰腹部，依次抬高大腿、臀部、腰腹和背部，直至大腿和地面平行，整个身体呈拱桥状，头部不动。保持动作30秒。

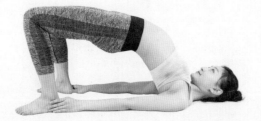

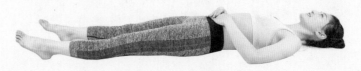

|增加难度↓↓|

　　如果有一定的瑜伽基础，在做到桥式的终极动作后，可将一条腿慢慢向上伸直，绷紧脚尖，直到腿部与底面呈垂直状态。

④ 调整呼吸，慢慢将腰背部和臀部依次放回地面，双手按摩腹部，放松全身。

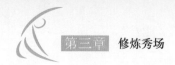
8 单腿交换伸展式

|功|效|

激瘦原理
- 加强腹部的血液循环，强化腹腔内脏器的功能，促进新陈代谢，清除腹部代谢废物。
- 拉伸和紧实背部和腿部的肌肉。

|步|骤|

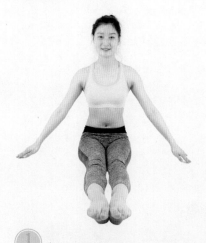

① 坐姿，双腿伸直并拢，双臂垂于
体侧，眼睛平视前方。

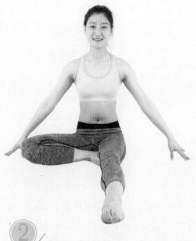

② 左腿保持伸直姿势不变，右腿弯曲
与地面平行，使右脚脚心靠近左大
腿内侧的根部，保持身体平衡。

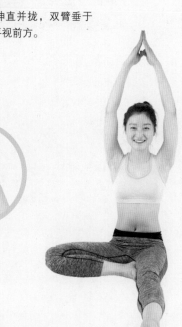

③ 吸气，双臂向上伸展，双手在头
顶上方合十，调整呼吸。

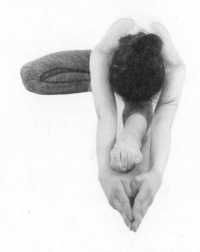

左右腿轮换
重复3次

④ 呼气，上半身缓慢地向下俯，依次让腹部、胸部、下巴和额头都贴在左侧大腿上。双臂伸直放于左腿两边的垫面上。

⑤ 保持姿势30秒，依次恢复上身，放松腿部，轻轻揉捏腿部、按摩腰腹。之后换右腿重复练习。

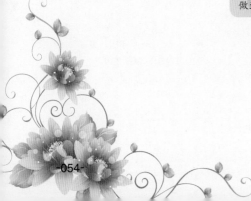

温馨提示

①上半身俯身向下折叠时，应收紧腰腹部和臀部，保持上半身始终处于紧绷状态。
②如果胸部和腹部不能与腿部完全贴合，做到力所能及的最大程度即可。

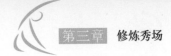

9 双腿背部伸展式

|功|效|

激瘦原理
- 按摩腹内器官，对肠胃、肾脏及生殖器官都有强化作用，促进消化功能，改善便秘。
- 拉伸腿部，加强膝关节柔韧性，缓解压力和紧张的情绪，尽快恢复精神和活力。

|步|骤|

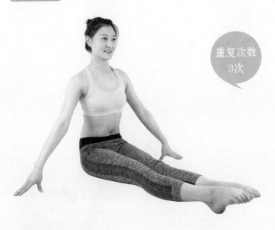

重复次数
3次

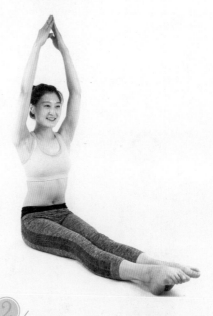

① 坐姿，双腿伸直并拢，双臂垂放于身体两侧，眼睛平视前方。

② 调整呼吸，吸气时，将腰背挺直，双臂向上伸直，带动脊柱向上伸展，双手在头顶上方合十。

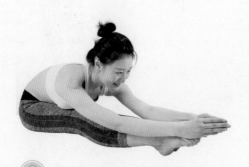

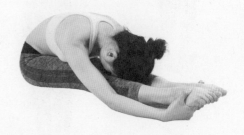

③ 呼气，向前俯身，放下双臂，双手分别抓住两脚的脚尖，眼睛看向脚尖。

④ 吸气，弯曲双肘，肘关节朝外。呼气时，上半身向腿部靠拢，伸直颈部，使脸部、胸部和腹部尽量贴到腿部，双手分别从脚的外侧抱住脚掌。保持姿势30秒。缓慢抬起上半身，恢复到初始姿势，放松全身。

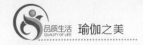

10 风吹树式

激瘦原理
- 消除腰部两侧多余的脂肪，有效地收紧侧腰，使腰部的线条更加纤细。
- 对手臂有一定的拉伸作用，能够增加身体的平衡性和关节的柔韧性。

① 站立，挺直腰背，双臂自然地垂放于身体两侧，眼睛平视前方。

两侧轮换
重复5次

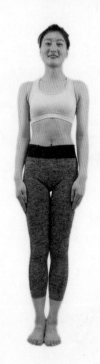

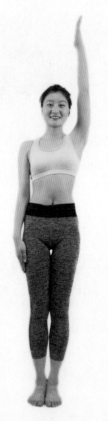

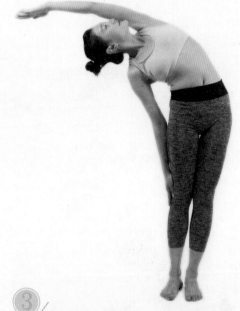

③ 调整呼吸，上半身慢慢向右侧倾斜，左手臂跟随身体向右倾斜，双腿保持静止不动。想象自己是一棵随风摇摆的树。保持姿势15秒。之后换另一侧重复动作。

② 吸气，向上伸直左臂，左上臂靠近耳朵，手指指向天空，感觉脊柱受到拉伸。

11 加强侧身展式

|功|效|

激瘦原理

- 拉伸、挤压腹部，减少腰腹的赘肉；紧致脊柱附近肌肉群，让腰背部曲线更加明显。
- 扩张胸腔，使胸部变得更为强健，有效预防胸部下垂，纠正不良体态。

|步|骤|

1 站立，双脚分开至两肩宽。左脚脚尖向外转动约90°角，右脚脚尖稍微内收。双臂侧平举，向两侧尽量伸展，掌心向下，眼睛平视前方。

2 上身向左转动90°角，手臂姿势，随身体转动，挺直腰背，双腿保持绷紧的状态。

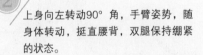

温馨提示

向下俯身时，双腿要保持直立，不要弯曲，背部始终挺直。另外，两腿及上身应始终保持在同一平面上，避免身体向前倾斜。

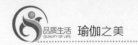
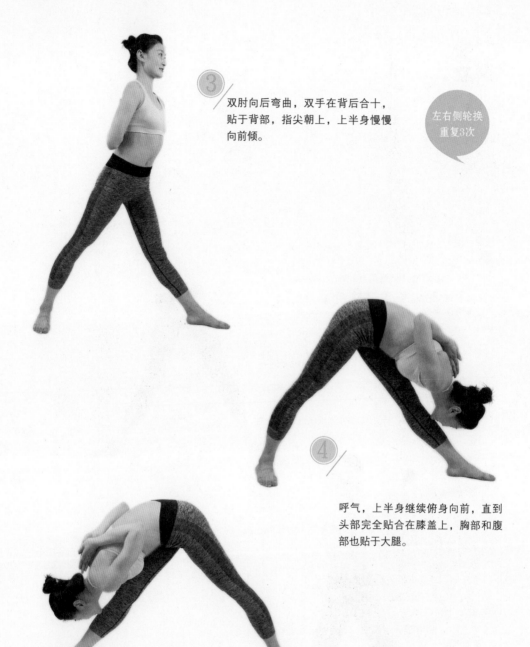

③ 双肘向后弯曲，双手在背后合十，贴于背部，指尖朝上，上半身慢慢向前倾。

左右侧轮换
重复3次

④ 呼气，上半身继续俯身向前，直到头部完全贴合在膝盖上，胸部和腹部也贴于大腿。

⑤ 保持动作30秒，松开双手，移动双腿恢复山式站立姿势，轻轻抖动双腿休息。之后换另一侧重复动作。

12 虎式

|功|效|

激瘦原理
- 减少臀部的赘肉，收紧臀部两侧的肌肉，防治臀部下垂或扁平，改善臀形。
- 减少腰腹部和大腿上的脂肪，对塑造完美体形比例有帮助。

|步|骤|

重复次数
3次

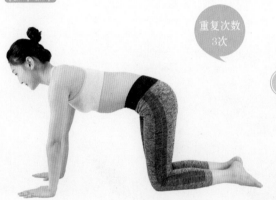

① 跪立，双腿分开与肩同宽，双臂向前伸展，双手撑地，上半身与地面保持平行，大腿与地面垂直。

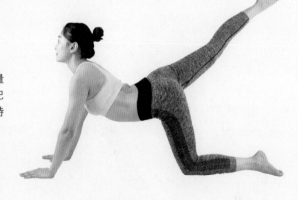

② 吸气，向下塌腰，同时右腿尽量向后上方抬高，腿部绷紧。下巴向上抬，眼睛望向前上方。保持姿势20秒。

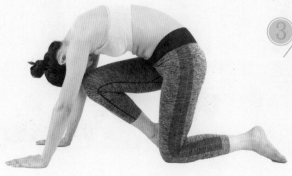

③ 吸气，拱起背部，弯曲右膝，使右腿靠近前腹，鼻尖靠近右膝盖，脚尖微微离地。保持姿势20秒，放松全身。换另一侧重复练习。

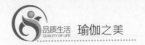

13 后抬腿式

功效

激瘦原理
- 可收紧臀部肌肉，减少臀部赘肉，塑造紧翘圆润的臀部。
- 美化下半身线条，使腿部肌肉得到拉伸，腿部更加纤细迷人。

步骤

1 俯卧，双腿伸直并拢，弯曲手肘，双手手掌上下重叠，放于面部下方，下巴枕在手背上。

重复次数
3次

2 将双腿绷紧，慢慢向上抬高右腿，直到自己力所能及的最高位置。

3 弯曲左腿，左大腿撑地，左脚掌抵在右大腿外侧，保持姿势30秒。

4 双腿慢慢放回地面，回到初始姿势，放松全身，换另一侧重复动作。

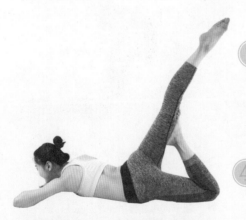

温馨提示

　　练习此动作时，下半身始终要保持紧绷状态，尤其要夹紧臀部，收紧腰部，以能感觉到后腰正受到挤压的力度为好。

14 靠椅式

|功|效|

激瘦原理
- 充分地伸展小腿部位的肌腱，消除腿部多余的赘肉，使膝关节和踝关节灵活。
- 促进下半身的血液循环，改善双脚冰凉的情况，并除去腿部水肿，减轻其酸痛症状。

|步|骤|

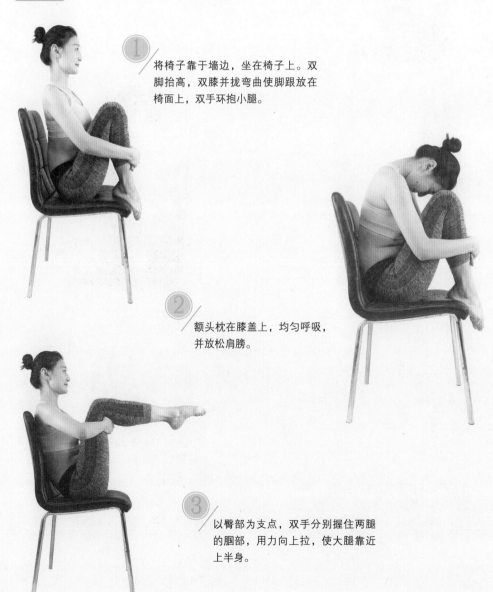

1 将椅子靠于墙边，坐在椅子上。双脚抬高，双膝并拢弯曲使脚跟放在椅面上，双手环抱小腿。

2 额头枕在膝盖上，均匀呼吸，并放松肩膀。

3 以臀部为支点，双手分别握住两腿的腘部，用力向上拉，使大腿靠近上半身。

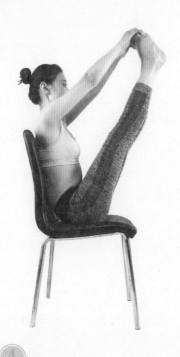

重复次数
2次

④ 双手用力抓脚趾，将双腿继续向上拉伸，直到腿部完全伸直，整个身体呈"V"字形，保持姿势15秒。

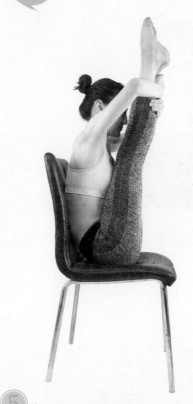

⑤ 吸气，双手抱住双脚的脚踝，使胸部、腰部、腹部贴于大腿上，额头触碰腿部。保持姿势10秒，回到坐姿，放松全身。

温馨提示

　　量力而行，不可逞强，动作缓慢，不可骤然用力，不要刻意追求"标准"。当伸展到自己能承受的最大程度时，就是做正确了。

15 树式

|功|效|

激瘦原理
● 锻炼腿部的各个关节，增强大小腿的力量，改善肌肉不平衡的情况，使腿部变得更修长。
● 全身得到伸展，纠正弯腰驼背的不良习惯，提高身体的平衡能力和对事物的专注力。

|步|骤|

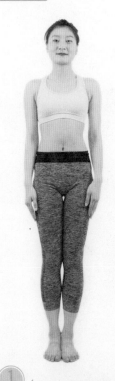

① 站立，双腿伸直，微微张开，挺直腰背，双手自然地放置在身体的两侧。

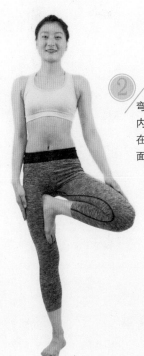

② 弯曲左膝，将左脚放在右大腿内侧根部。将身体的重心放在右脚上，右脚掌紧紧抓住地面，保持身体的平衡。

温馨提示

抬起的那条腿要尽量向外展开，使之与身体在同一个平面内；而站立的那条腿要踩实地面，保持身体平衡，尽量不要摇晃。

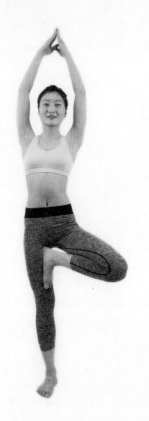

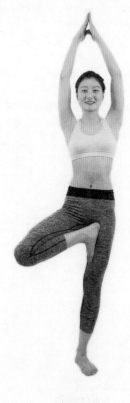

左右腿轮换
重复4次

④ 双臂向上方伸展，胸部向前扩张，想象双臂就像树枝一样不断向上生长。保持姿势30秒，慢慢放下双臂和腿，换另一侧重复动作。

③ 双臂从身体两侧向上方伸展，双手在头顶合十，手指指向天空。

降低难度↓↓

如果将一条腿放到另一条大腿内侧，身体感觉到有些吃力的话，可以将一只脚的脚心贴在另一条腿的膝盖内侧即可。

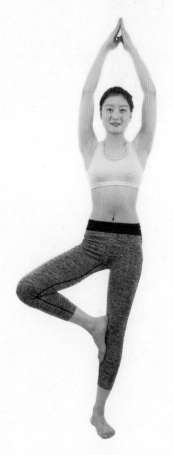

16 毗湿奴式

|功|效|

激瘦原理

● 收紧腰腹部、大腿内侧的肌肉，拉伸腿部的关节和韧带，使身体更加柔软。

● 纠正变形的脊柱和骨盆歪斜，使仪态端正，身姿优美迷人。

|步|骤|

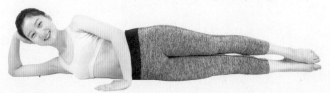

① 向右侧卧，身体呈一条直线。弯曲右臂，右上臂贴地面，右手抬高，头部枕在右手手掌中，左手放在肚脐前方的地面上。脚尖绷直，保持身体平衡。

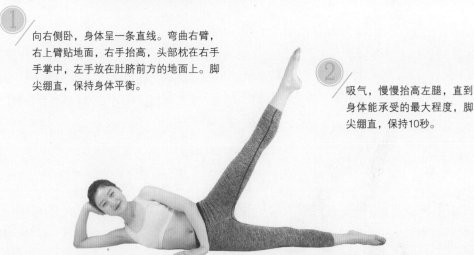

② 吸气，慢慢抬高左腿，直到身体能承受的最大程度，脚尖绷直，保持10秒。

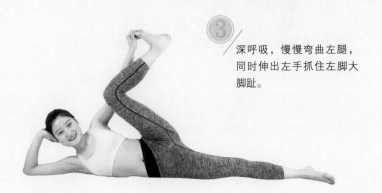

③ 深呼吸，慢慢弯曲左腿，同时伸出左手抓住左脚大脚趾。

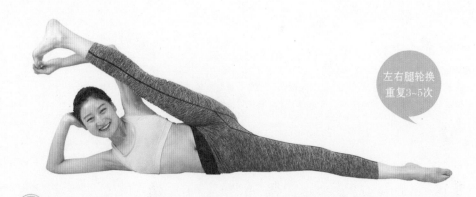

左右腿轮换
重复3~5次

④ 左手握住左脚大脚趾，将左腿尽量靠近头部，并
保持绷直的状态。保持姿势5～6次呼吸的时间。
呼气，将腿放下，回到初始姿势，放松全身。换
另一条腿重复动作。

降低难度 ↓↓

刚开始练习时，手臂不能很好地带
动腿部向头部压，这时可用瑜伽伸展带
套住脚心，左手握住伸展带的两端，向
上方牵拉腿部，这样可大大降低难度。

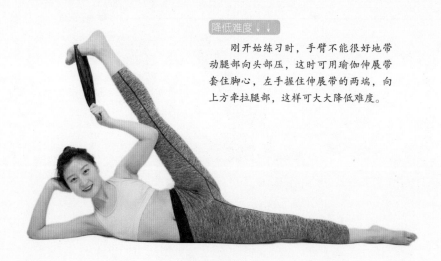

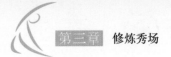
17 踩单车式

功效

激瘦原理
- 帮助消耗全身的热量，对于锻炼大腿两侧，以及小腿后侧的肌肉非常有效，重塑腿部的线条。
- 能够加强腹部的肌肉力量，使腹部变得紧致平坦。

步骤

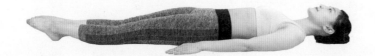

① 仰卧，双腿伸直并拢，双臂自然地放在身体的两侧，掌心朝下，均匀呼吸。

左右腿轮流改变方向重复6~12次

② 吸气，慢慢向上抬高双腿，直到与地面垂直，眼睛望向上方。

③ 右腿屈膝，左腿绷直，想象踩单车的动作，双腿轮流运动，顺时针踩6~12次，然后逆时针踩6~12次。

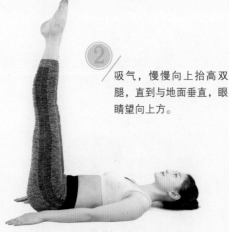

④ 双腿继续做踩单车的动作，加大双腿屈膝和绷直画圈的幅度，直到双腿感觉酸痛时挺直。放下双腿，用手轻轻按摩，放松全身。

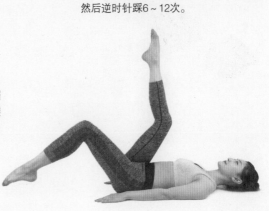

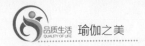
18 头倒立式

|功|效|

激瘦原理
- 全身的各个部位都得到锻炼，以消除多余的脂肪，使体态更加优雅。
- 促进脑部的血液循环，滋养脑部神经，改善面部水肿和肤色不佳。

|步|骤|

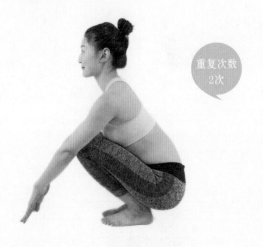

重复次数
2次

① 蹲姿，臀部稍微离地，挺直腰背，双手置于双脚前的地面上，眼睛平视前方。

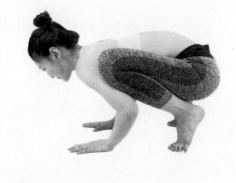

② 吸气，弯曲手肘，手掌贴地，双膝分别抵在两侧腋窝处，渐渐将臀部抬高，脚尖点地。

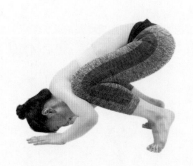

③ 呼气，向前屈身，使额头贴地，臀部进一步抬高。

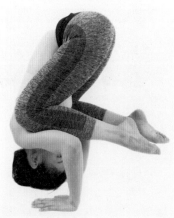

④ 慢慢抬高两脚掌离开地面，依靠头部和双臂的力量支撑身体。保持2~3个呼吸的时间，慢慢地将双腿落回地面，放松全身。

19 犁式

|功|效|

激瘦原理
• 消除全身水肿，有效地减少腰腹部、腿部多余的脂肪，紧致肌肉。

|步|骤|

重复次数
2次

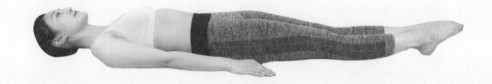

① 仰卧，双腿伸直、并拢，双臂贴放
于身体的两侧，掌心向下。

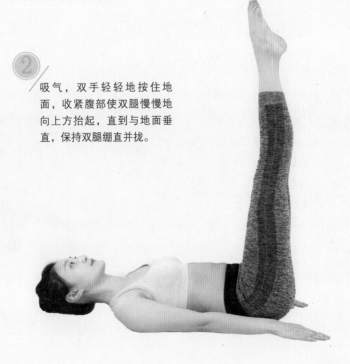

② 吸气，双手轻轻地按住地
面，收紧腹部使双腿慢慢地
向上方抬起，直到与地面垂
直，保持双腿绷直并拢。

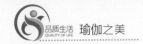

③ 呼气，将双腿继续向头部的方向倒，依次带动臀部和背部离开地面，直至使双脚脚趾落在头部前方的垫面上。肩部贴地，手臂轻扶腰部以保持平衡。保持姿势30秒。

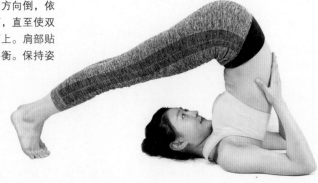

④ 将背部、臀部、双腿依次放回地面，放松全身，休息片刻，再继续练习。

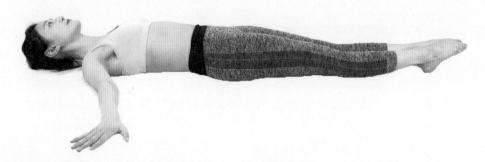

温馨提示

①身体回到地面时，应尽可能地缓慢，感觉到脊柱从上到下一节一节地触地，动作不应过猛。

②月经期间最好不要练习此体式。

降低难度↓↓

如果双腿不能触到头部前方的垫面，可以在头部前方垫两块瑜伽砖，双腿向后伸展至触及瑜伽砖即可。

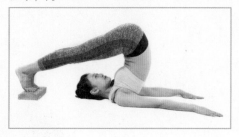

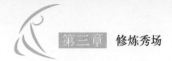
20 倒箭式

|功|效|

激瘦原理
- 加强全身关节的灵活性和柔韧性，对脊柱有滋养和按摩作用。
- 加快下半身的血液循环，减轻双腿水肿，伸展膝关节，使双腿更为灵活。

|步|骤|

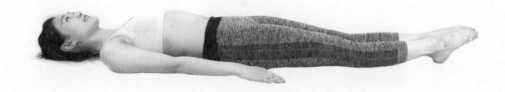

① 仰卧，双腿伸直、并拢，双臂自然地放
在身体的两侧，掌心朝下，均匀呼吸。

② 运用腰腹的力量，将双腿慢慢地向上抬
高，直到与地面呈90°角，尽量使双腿
绷直。

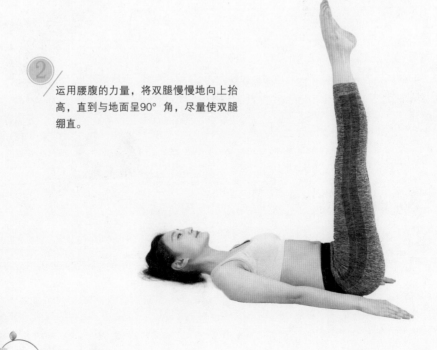

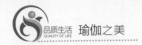
③ 腰腹部用力，使双腿尽量向上伸直，同时带动腰背部也离开地面，双手手肘弯曲，双手掌托住腰部，腿部始终和地面保持垂直。保持动作30秒。

重复次数
2次

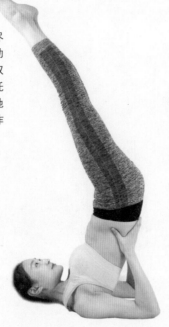

④ 弯曲双腿，使腰背部、臀部、双腿依次落地，回到初始姿势，放松全身。

温馨提示

练习过程中，要保持均匀呼吸，并将双腿绷直，下落时动作要缓慢，以免腰部肌肉拉伤；肩膀或颈椎有明显病患的人慎做此动作。

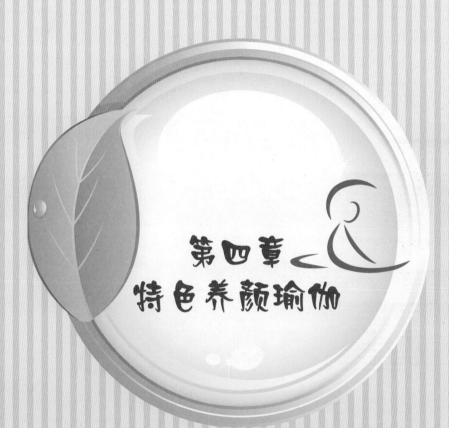

第四章
特色养颜瑜伽

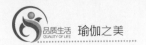
第一节
收缩面部肌肉，跟大饼脸说拜拜

很多女生都渴望拥有一张瓜子脸，而通常一张巴掌大的小脸能够提升女性魅力，是增加气质不可缺失的法宝。这一组瑜伽动作有利于改善面部轮廓和皮肤健康，从而减掉你的大饼脸，快速打造瓜子脸的同时使皮肤更细嫩。

瑜伽罗盘

|功|效|

• 使五官各处腺体受到按摩，有助于去除面部的皱纹和眼角的细小纹，并有助于改善音质。

|步|骤|

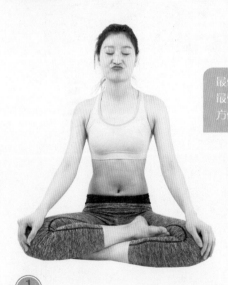

最佳练习时间：不限
最佳练习次数：3次
方便系数：★★★★★

① 慢慢收紧面部所有肌肉，紧紧闭上眼睛，并让自己的嘴唇向上拱。

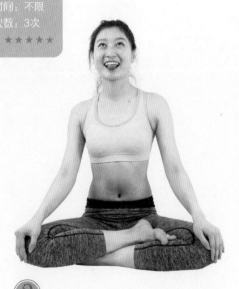

② 再做相反的动作，把眼睛和嘴巴尽量张开得大一点，把舌头用力向外伸。

瑜伽罗盘
鼓腮式

|功|效|

● 通过腮部的张弛，增加面部肌肉的弹性。

|步|骤|

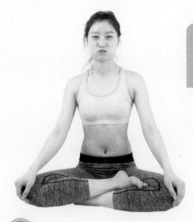

最佳练习时间：清晨
最佳练习次数：3次
方便系数：★★★★★

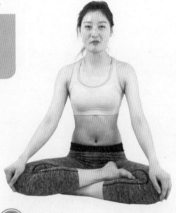

① 做吹气球的动作，嘴中含气，用力将腮部鼓起，嘴唇紧闭。

② 用力收回腮部肌肉，感觉脸部肌肉在向内凹。

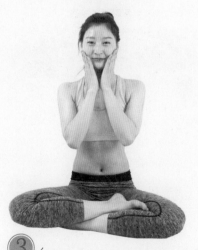

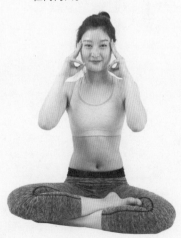

③ 双手用力摩擦掌心产生热感后，将拇指除外的四指放在嘴角旁对齐，轻柔脸颊，由下向上轻轻摩擦。

④ 双手按摩到眼角时停下动作，用食指、中指、无名指按压眼尾部，吸气时放开，呼气时按压。

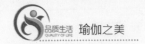
瑜伽罗盘
穴位按压式

|功|效|

● 张嘴闭嘴之间，不断收缩面部肌肉，改善面部轮廓，同时促进面部血液循环。

|步|骤|

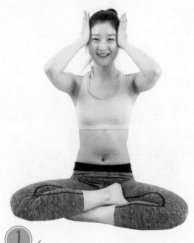

最佳练习时间：不限
最佳练习次数：6次
方便系数：★★★★★

① 用双手掌心下部的部位按住太阳穴，3~5秒钟。

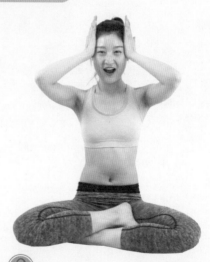

② 呼气时掌心按压并将嘴巴张开。

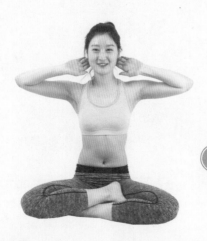

③ 吸气时掌心放松并紧闭嘴巴，如此反复做6次练习。双手指尖按压耳根到下巴，做10秒钟的练习。

第二节
消除下颌赘肉，告别双下巴

　　"双下巴"是由于颈部脂肪堆积造成的，从外观上看颈部臃肿短粗失去了固有的线条美、曲线美。此组瑜伽动作能促进面部、颈部脂肪代谢，增强皮肤组织弹力，快速有效地祛除恼人的双下巴。

瑜伽罗盘

|功|效|

● 锻炼的目的就是造就我们尖尖的下巴颌二腹肌，颌舌骨肌下巴的线条非常容易变形，且跟你的胖瘦无关，双下巴会让你看起来很胖。每组动作，请至少重复做3次。

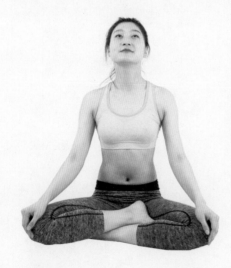

最佳练习时间：不限
最佳练习次数：5次
方便系数：★★★★★

① 把脸微微仰起。

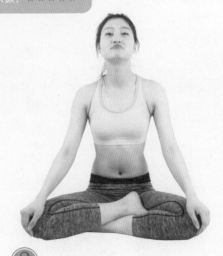

② 下唇往上推，保持5秒钟后恢复自然表情。

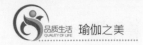
瑜伽罗盘

最佳练习时间：不限
最佳练习次数：5次
方便系数：★ ★ ★ ★ ★

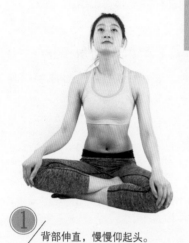

① 背部伸直，慢慢仰起头。

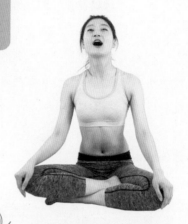

② 嘴巴张大，嘴角略微用力，保持5秒钟。保持仰头的状态，意识集中在二腹肌，慢慢合上嘴巴，然后恢复自然状态。

瑜伽罗盘

最佳练习时间：不限
最佳练习次数：6次
方便系数：★ ★ ★ ★ ★

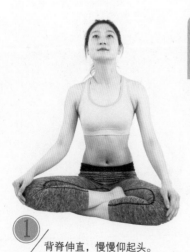

① 背脊伸直，慢慢仰起头。

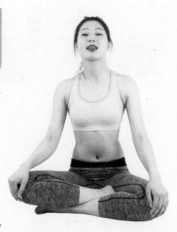

② 垂直伸出舌头，尽量伸到自己的视线之内，保持5秒钟。慢慢地收回舌头，恢复自然表情。

第三节

纠正大小脸，让面部更匀称

很多人在照镜子的时候，就会发觉自己一边脸大一边脸小，看着很不舒服。造成大小脸的原因，多是不良的生活习惯引起的。此组瑜伽动作能快速有效地纠整面部异形，塑造出让人羡慕的秀美脸型。

瑜伽罗盘

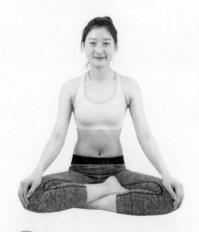

最佳练习时间：不限
最佳练习次数：3次
方便系数：★★★★★

① 只用半边脸微笑，左侧嘴角上扬。

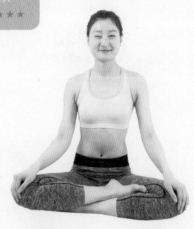

② 闭上右眼保持5秒。

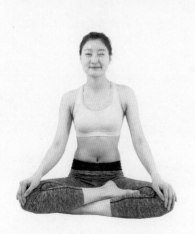

③ 恢复自然表情，再用左眼做同样的动作。

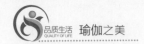
瑜伽罗盘
鼓腮式

|功|效|

● 锻炼的目的是造就我们完美笑容。消除不良的用眼的习惯，用牙的习惯，睡相不好，喜欢偏头所产生的小脸，请至少重复做3次。

|步|骤|

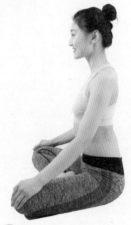

最佳练习时间：不限
最佳练习次数：4次
方便系数：★★★★★

① 下巴轻轻向前突起。

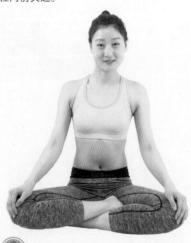

③ 同样将突起的下巴向右水平移动，
保持5秒钟，然后恢复自然表情。

② 将突起的下巴向左水平移动，保持
5秒钟。

第四节

淡斑祛痘，塑造靓丽肌肤

　　色斑、痘痘常常让爱美的女性头痛不已。每次出门前都要花不少时间和精力来对付这恼人的"顽固分子"。想要彻底摆脱这尴尬的肌肤问题，从身体内部调理才是关键。这一组瑜伽动作可以帮助你排除体内毒素，淡化色斑和痘痘，轻松塑造无瑕肌肤。

▎ 清凉呼吸法

【功｜效】

- 净化血液，排出体内的毒素，加速面部新陈代谢，淡化面部的色斑及痘痘。
- 提高肺部功能，缓解焦躁不安、暴怒等不良情绪，让人心情平静。

【步｜骤】

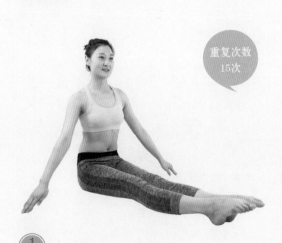

重复次数
15次

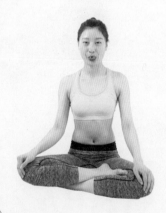

①/取山式坐姿，双腿并拢向前伸直，双臂自然垂于体侧，调整呼吸。

②/将双腿盘成任意舒适坐姿后，将舌头伸出嘴外，卷成管状，通过卷起的舌头和嘴进行呼吸。同时让舌头发出"嘶嘶"的声音，之后通过鼻孔缓慢地将气体呼出。

温馨提示

　　练习清凉呼吸法最好选择空气较好、环境安静的地方练习，有助于集中意识到呼吸上，加速身体排毒。

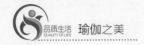
2 云雀式

| 功 | 效 |

• 扩展胸部，强化肺部功能，加速将体内废气排出体外，进而淡化色斑。
• 有效锻炼胸背部肌肉群，预防含胸驼背等不良现象，美化身姿。

| 步 | 骤 |

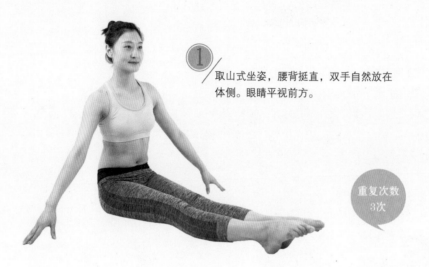

① 取山式坐姿，腰背挺直，双手自然放在
体侧。眼睛平视前方。

重复次数
3次

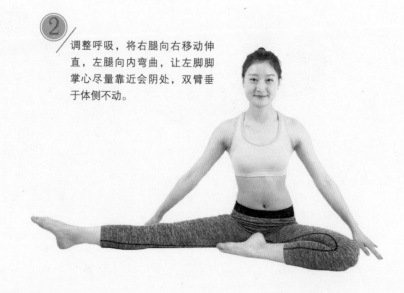

② 调整呼吸，将右腿向右移动伸
直，左腿向内弯曲，让左脚脚
掌心尽量靠近会阴处，双臂垂
于体侧不动。

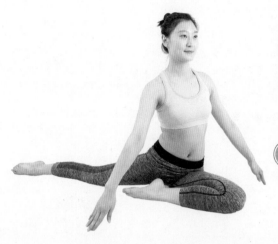

温馨提示

身体左转的同时，眼睛应该看向前方，不要往下看。

3 保持双腿的姿势不动，将身体略微向左转，让眼睛看向左前方。

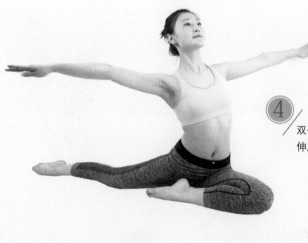

4 双手向两侧打开侧平举，身体逐渐向后伸展，扩展胸部，保持姿势30秒。

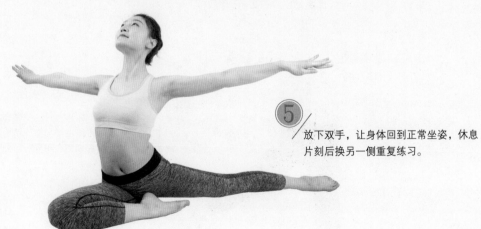

5 放下双手，让身体回到正常坐姿，休息片刻后换另一侧重复练习。

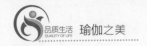
3 门闩式

|功|效|

- 滋养及按摩腹腔脏器，提高体内新陈代谢水平，逐步消除面部色斑。
- 滋养脊柱的神经系统，改善腰酸背痛及驼背等不良现象。

|步|骤|

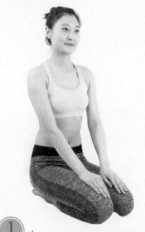

重复次数
3次

① 取雷电坐姿，上身保持挺直，双手自然垂放于大腿之上，眼睛平视前方。

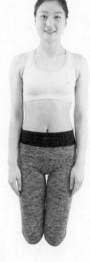

② 保持双臂垂于体侧不动，让臀部离开脚后跟，大腿和小腿垂直。

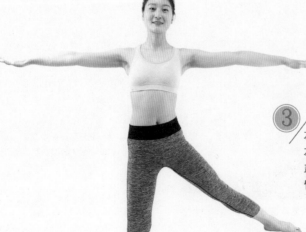

③ 左腿向左侧打开，左腿伸直左脚尖指向左方，与右腿膝盖在同一条直线上，同时双臂向上平举至与肩齐高。

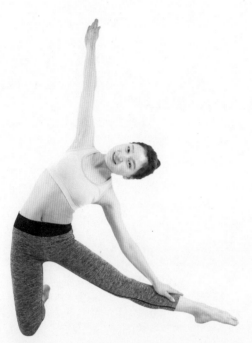

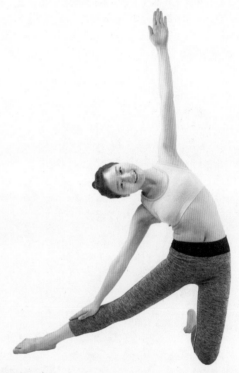

④ 让上身向左侧弯曲，直到左手落到左腿小腿处，右手指向天空，保持姿势20秒。

⑤ 慢慢回到初始姿势，换另一侧重复动作，保持姿势20秒。之后回到正常坐姿休息。

增加难度 ↓↓

　　如果觉得这个动作轻而易举，可在步骤5动作上尝试继续将上身向一侧弯曲，直至个人极限处。

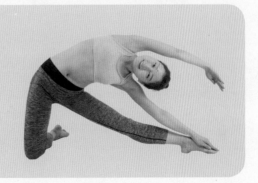

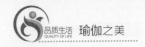

4 上犬式

功 效

- 加速体内气血循环，增加面部肌肤含氧量，提高肌肤新陈代谢，淡化色斑。
- 拉伸大腿后侧肌肉群，预防腿部水肿，消除腿部多余脂肪。

步 骤

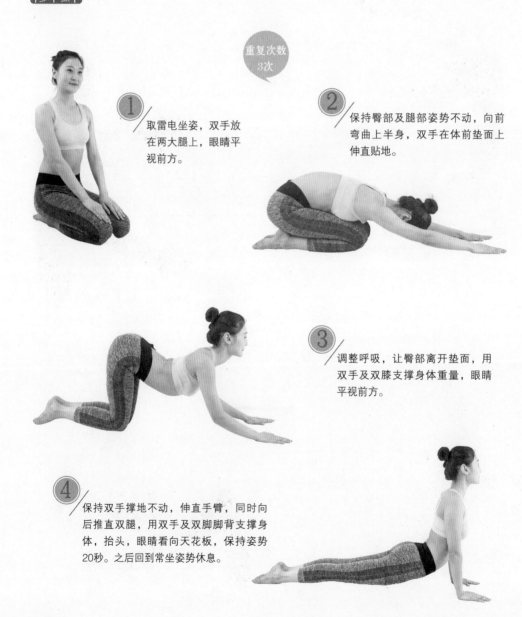

重复次数
3次

1 取雷电坐姿，双手放在两大腿上，眼睛平视前方。

2 保持臀部及腿部姿势不动，向前弯曲上半身，双手在体前垫面上伸直贴地。

3 调整呼吸，让臀部离开垫面，用双手及双膝支撑身体重量，眼睛平视前方。

4 保持双手撑地不动，伸直手臂，同时向后推直双腿，用双手及双脚脚背支撑身体，抬头，眼睛看向天花板，保持姿势20秒。之后回到常坐姿势休息。

5 下犬式

功 效

- 有效牵拉颈部及面部肌肉群，提高局部代谢速度，美丽容颜。
- 增加手臂支撑力量，锻炼腹部肌肉群，美化身体曲线。

步 骤

重复次数
2次

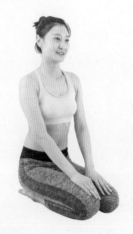

① 取雷电坐姿，双手放在两大腿上，眼睛平视前方。

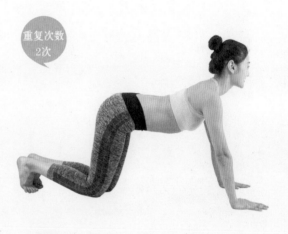

② 让臀部离开脚后跟，同时踮起脚尖，双手来到前方垫面上撑地，让身体呈四角状。

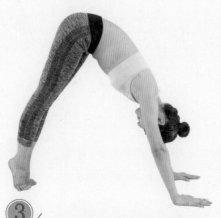

③ 深吸气，保持双手及脚尖不移动，用力向上抬高臀部，让头部位于双臂间。

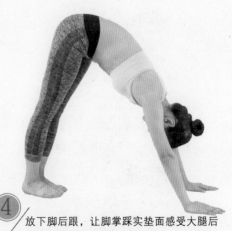

④ 放下脚后跟，让脚掌踩实垫面感受大腿后侧及背部的拉伸感。保持姿势20秒后回到常坐姿休息。

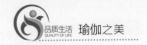
6 鹭式

|功|效|

● 滋养腹腔脏器，加速体内排毒，进而帮助净化血液，美化容颜。
● 锻炼双腿及背部肌肉群，帮助消除局部赘肉，让身材更加婀娜多姿。

|步|骤|

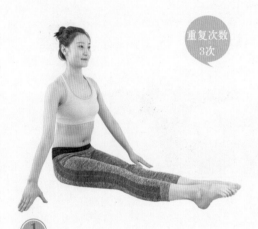

重复次数
3次

① 取常坐姿坐定在垫面上，双腿并拢伸直，双手置于两体侧，眼睛平视前方，调整呼吸。

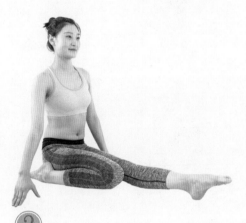

② 吸气，保持左腿伸直不变，向后弯曲右腿，且让右脚跟尽量贴近右侧臀部。

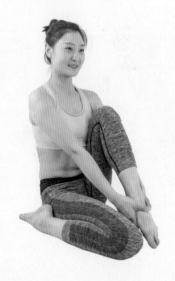

③ 呼气，保持右腿姿势不动，双手扶住左脚后跟，双臂向上用力，带动左腿向上弯曲。

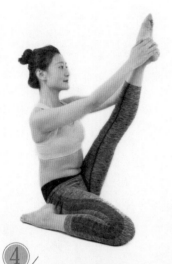

4 再次深呼吸，保持背部挺直，双臂用力向上，带动左腿逐步向上抬高且伸直，保持姿势20秒。

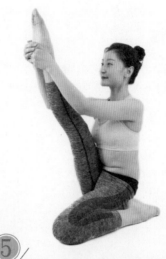

5 慢慢放下左腿，伸直右腿，回到常坐姿休息片刻后，换另一侧腿重复动作。

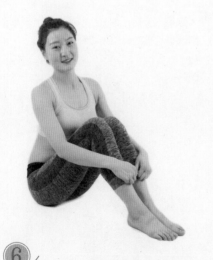

6 放下双腿，坐定后轻轻敲打腿部放松。

温馨提示

这个动作强调的是对腿部的拉伸锻炼，所以在将腿部向上抬高时一定要伸直，才能起到拉伸的效果。

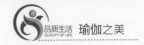
フ 牛面式

|功|效|

- 扩展胸腔，提高体内废弃物排出速度，预防和消灭面部色斑及痘痘问题。
- 伸展和锻炼手臂及腿部，紧实局部肌肉群，令四肢更修长和纤细。

|步|骤|

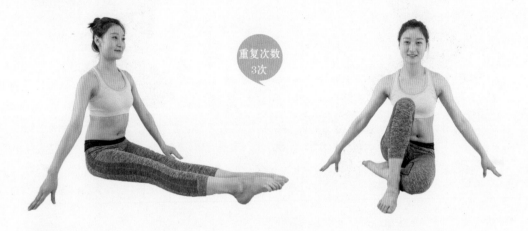

重复次数
3次

① 取山式坐姿，双手自然垂于体侧，调整
呼吸。

② 向内弯曲左膝，让左腿贴住垫面，左脚掌
尽量靠近臀部，右腿弯曲与地面垂直。

温馨提示

　　练习牛面式时要有一种意识，想象
手臂越拉越纤细，胸部也得到提升。

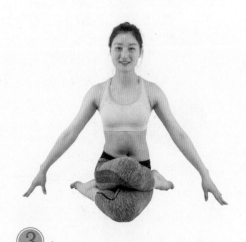

③ 移动右腿贴住左腿，让右脚掌尽量靠近
臀部，两腿膝盖尽量在一条直线上。

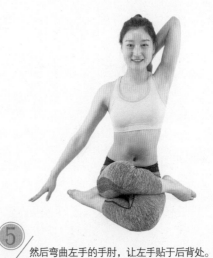

⑤　然后弯曲左手的手肘，让左手贴于后背处。

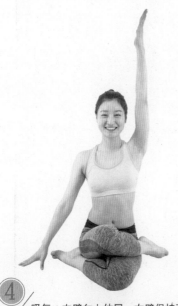

④　吸气，左臂向上伸展，右臂保持不动。

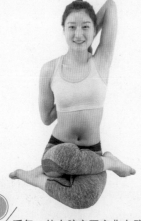

⑥　呼气，从右腋窝下弯曲右臂，让右臂从腋下绕到背后，贴于后背处，使得左手与右手在背后会合。保持姿势20秒。

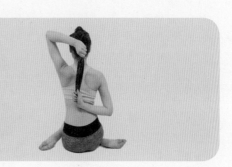

⑦　松开双手及双腿，换动手臂及双腿的上下方向重复动作。保持姿势20秒。

降低难度↓↓

　　如果肩关节比较僵硬，两手无法在背后相扣的话，可用瑜伽绳来帮助降低难度。

-091-

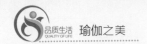
第五节
柔肤祛皱，养成冻龄美女

女人一旦过了25岁，新陈代谢机能就会逐渐变缓慢，皮肤开始变得松弛，皱纹也开始悄悄出现，所以平时的保养一点也不能马虎。从现在开始细心呵护照顾自己，让别人永远也猜不出自己的年纪。通过练习瑜伽可以改善身体的新陈代谢，对抗岁月痕迹，你也可以成为逆生长美女！

弓式

【功 效】

● 有效牵拉脸部肌肤，预防皱纹产生。
● 帮助按摩腹腔内脏器官，加速体内新陈代谢，促进排毒。

【步 骤】

重复次数
8次

① 俯卧在垫面上，两腿伸直并拢，双臂自然地放在身体的两侧，均匀呼吸。

② 然后将双膝弯曲起来，两小腿慢慢向上抬起，让小腿与大腿尽量地靠拢。

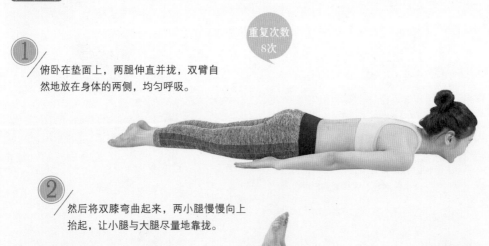

温馨提示

患有脊椎病或下背部疾病的人，最好不要练习这个动作。

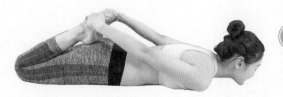

③ 将双手向后伸展，用左手握住左脚的脚踝，用右手握住右脚的脚踝。

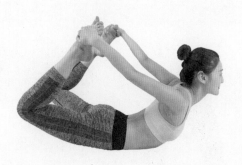

④ 深呼吸，将头部、肩部、胸部和双腿同时向上抬离地面，感觉自己像一张被拉满的弓一样。保持姿势30秒。肩部、胸部和双腿慢慢落回地面，放松全身。

温馨提示

如果感觉困难，可以先只抓住一只脚踝练习。

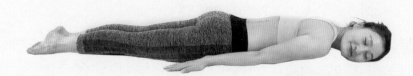

⑤ 放下双腿，双手回到身体的两侧，然后闭上眼睛，静静休息片刻。

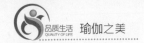
2 三角扭转式

|功|效|

- 挤压腰腹部，促进身体血液循环，减少毒素堆积，紧实面部肌肤。
- 拉伸大腿后侧肌肉群，牵拉上肩部及颈部肌肉群，美化身体曲线。

|步|骤|

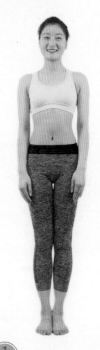

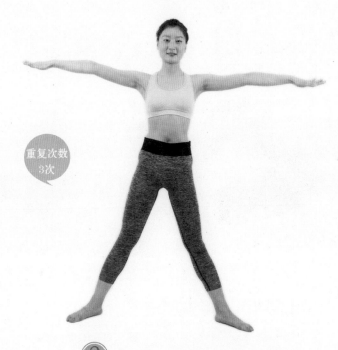

重复次数
3次

① 山式站立，挺直腰背，双臂自然垂于体侧，调整呼吸。

② 双脚分开大约两肩宽，将左脚尖向左侧转动，而右脚的姿势不动，同时将双臂侧平举至与肩齐高。

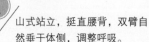

温馨提示

练习时尽量放松，不要紧张或压力太大。如果在练习时感觉身体无法保持平衡，可以用脚后跟抵着墙根，熟练后再单独练习。

调整呼吸，呼气时，上半身向左转动，眼睛看向左脚脚尖的前方。

 向左下方弯曲并翻转上半身，让右手撑住左脚边的垫面，左手向上伸展，两手臂尽量呈一条直线，眼睛望向左手的方向。保持姿势20秒。

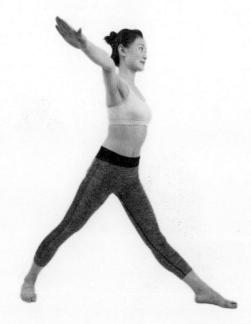

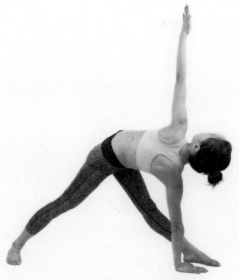

 回到初始姿势，休息片刻后换上半身向右侧转动，左手撑住右脚边的垫面，右手向上伸展，眼睛望向其指尖的方向。保持姿势20秒，回到初始姿势，放松全身。

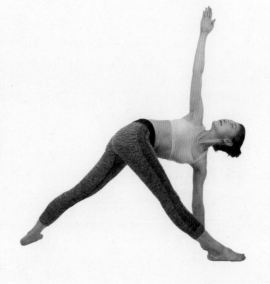

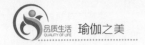
3 虎式

|功|效|

● 有效伸展和牵拉面部肌肤，预防肌肤松弛，减少皱纹。
● 锻炼腿部及臀部肌肉群，增加腰背部柔韧性。

|步|骤|

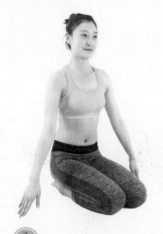

重复次数
5次

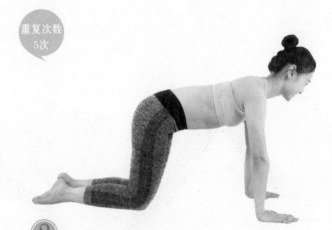

① 取雷电坐姿坐定在垫面上，双手自然垂于体侧，调整呼吸。

② 将双手移动到胸前的垫面上，双臂伸直，臀部离开脚后跟，让整个身体呈四角状。

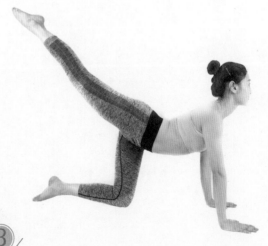

温馨提示

　　右腿向上抬高时，尽量让腿部和身体在同一平面内，不要向外伸展；而当右腿向内弯曲时，应保证脚尖不要触碰地面。

③ 吸气，抬头塌腰，同时向上抬高右腿，感受腰腹部及后背部的挤压感觉，保持姿势10秒钟。

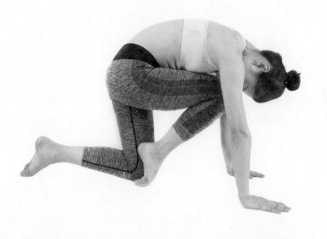

④ 呼气，低头含胸，同时收回右腿向内弯曲，用鼻尖尽量去寻找右腿膝盖的方向，保持姿势10秒。

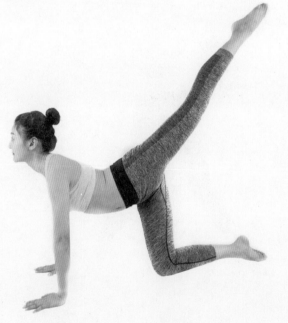

⑤ 放下右腿，回到四角姿势休息片刻之后，再换左腿向上重复练习。

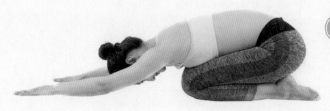

⑥ 收回左腿，两腿跪坐，双臂置于身体前方，休息片刻。

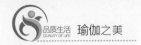
ᄂ 风车式

|功|效|

- 加速血液逆流回上半身，紧实面部肌肤，同时滋养脊柱。
- 扭转腰背部，调理神经系统，减轻压力，消除疲劳。

|步|骤|

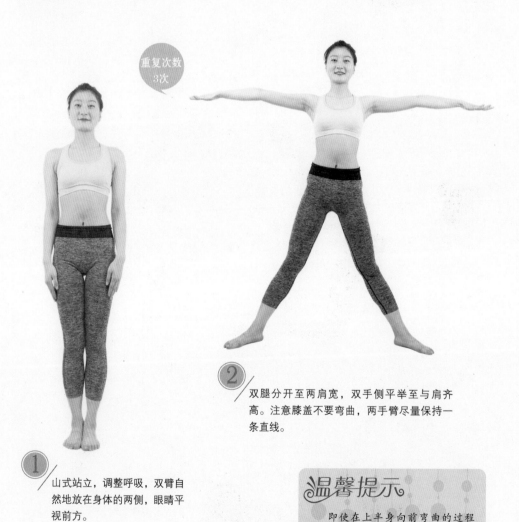

重复次数
3次

② 双腿分开至两肩宽，双手侧平举至与肩齐
高。注意膝盖不要弯曲，两手臂尽量保持一
条直线。

① 山式站立，调整呼吸，双臂自
然地放在身体的两侧，眼睛平
视前方。

温馨提示

即使在上半身向前弯曲的过程
中，膝盖也要保持绷直不要弯曲，这
样才能起到拉伸腰部和腿部的作用。

③ 吸气，双臂带动上半身向前弯曲，直至上半身与地面平行，感受脊柱的拉伸。

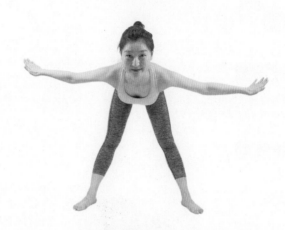

④ 呼气，保持上半身及左手姿势不动，让右手落于两脚间的地面，手掌撑地。

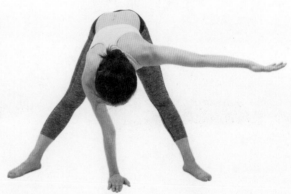

⑤ 再次深呼吸，将左臂向上伸展，手指指向上方。头部向后上方转动，眼睛望向左手指尖的方向。保持姿势20秒。

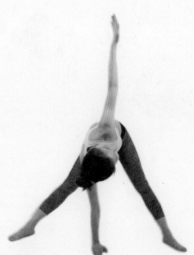

⑥ 慢慢回到初始姿势，按摩一下双腿。换另一侧重复动作。

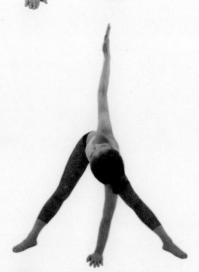

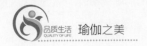
5 斜板式

|功|效|

- 增加头颈部力量，锻炼面部细小肌肉群，预防面部皱纹产生。
- 提高手臂及全身能量，预防手腕及腿部受伤。

|步|骤|

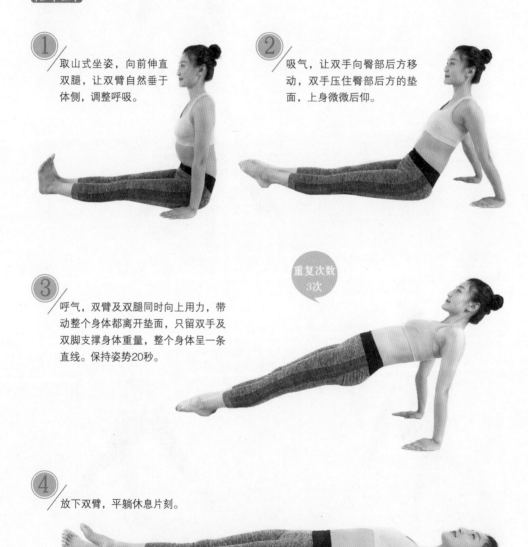

①取山式坐姿，向前伸直双腿，让双臂自然垂于体侧，调整呼吸。

②吸气，让双手向臀部后方移动，双手压住臀部后方的垫面，上身微微后仰。

重复次数
3次

③呼气，双臂及双腿同时向上用力，带动整个身体都离开垫面，只留双手及双脚支撑身体重量，整个身体呈一条直线。保持姿势20秒。

④放下双臂，平躺休息片刻。

6 前屈式

|功|效|

- 有效拉伸双腿后侧及脸部肌肉，紧实脸部肌肉群，让脸部线条更显立体。
- 加速血液倒流回脸部，使脸部血液循环加快，能有效滋养面部，使人脸色红润。

|步|骤|

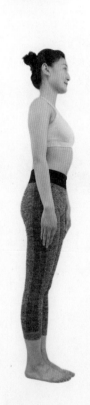

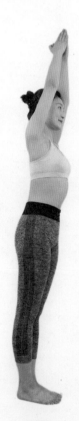

重复次数
3次

③ 呼气时，以髋关节为轴点向前屈上身，直至上半身与地面平行，保持姿势10秒。

① 山式站立，双手自然垂放在身体两侧，眼睛平视前方，调整呼吸。

② 深呼吸，向上伸展双臂，让双手在头顶上方合十，感受脊柱向上牵拉的感觉。

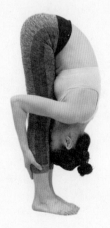

④ 继续向前向下弯曲上半身，尽量使胸部和腹部靠近大腿，额头和下巴贴在腿上。同时双手环抱住两脚踝，保持姿势20秒。再起身回到初始姿势，放松休息。

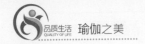
フ曲弓式

[功|效]

● 有效牵拉面部肌肉线条，紧实脸部肌肉，加速面部血液循环，使脸色红润。
● 全面锻炼双臂和大腿，并锻炼腰部、腹部及背部，加强身体柔韧性。

[步|骤]

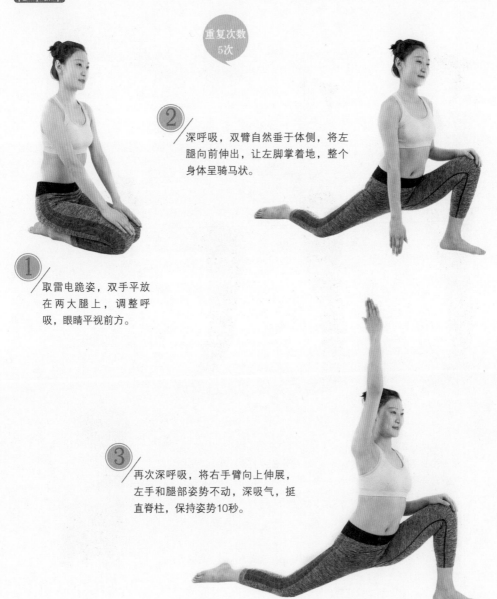

重复次数
5次

② 深呼吸，双臂自然垂于体侧，将左腿向前伸出，让左脚掌着地，整个身体呈骑马状。

① 取雷电跪姿，双手平放在两大腿上，调整呼吸，眼睛平视前方。

③ 再次深呼吸，将右手臂向上伸展，左手和腿部姿势不动，深吸气，挺直脊柱，保持姿势10秒。

④ 呼气，让右手向后用力伸展，带动上半身向后弯曲，头部慢慢向后仰，感受肩膀和腰腹部的完全伸展。保持姿势10秒钟。

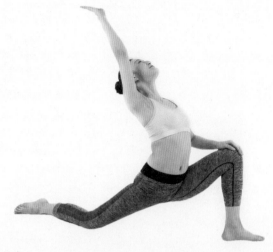

⑤ 松开双手及双腿，休息片刻之后，再换另外一条腿，另一只手在上重复练习。

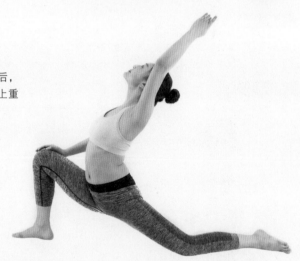

⑥ 取任意舒适的坐姿，双手环抱小腿，低头含胸，逐步放松全身。

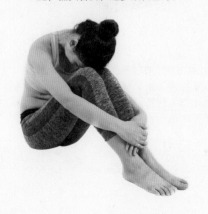

温馨提示

头部和手臂一定要向后弯曲到自己的极限，这样才能让身体得到最大程度的伸展。

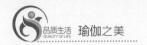
第六节
乌发润发，柔亮光洁惹人羡

发质是头发美丽与否的关键。即便花再多功夫做了很好看的发型，如果头发干燥无光，分叉断裂甚至头皮满天飞，又怎么美得起来呢？而要想发质好，内在的强健才是根本之道。坚持练习瑜伽就能从根本上改善发质，赶快行动起来吧！

❶ 神猴哈努曼式

【功|效】

• 伸展脊柱，促进体内多余毒素排出，滋养秀发。
• 促进大小腿及髋部血液循环，减少下半身脂肪堆积，美化腿部线条。

【步|骤】

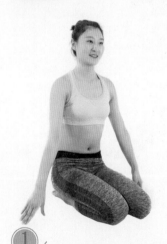

重复次数
5次

① 取雷电坐姿，双手自然垂于体侧，眼睛平视前方，调整呼吸。

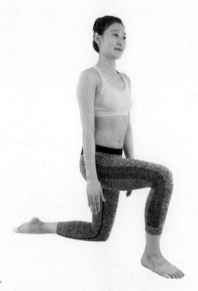

② 让臀部离开脚后跟形成跪立姿势，左腿保持不动，将右脚向前迈出一步，弯曲右膝，右脚掌踩在地面上。

温馨提示

练习该体式之前，不妨先做一些腿部拉伸动作，这样可以增强腿部柔韧性。然后再练习该体式，能减少运动损伤。

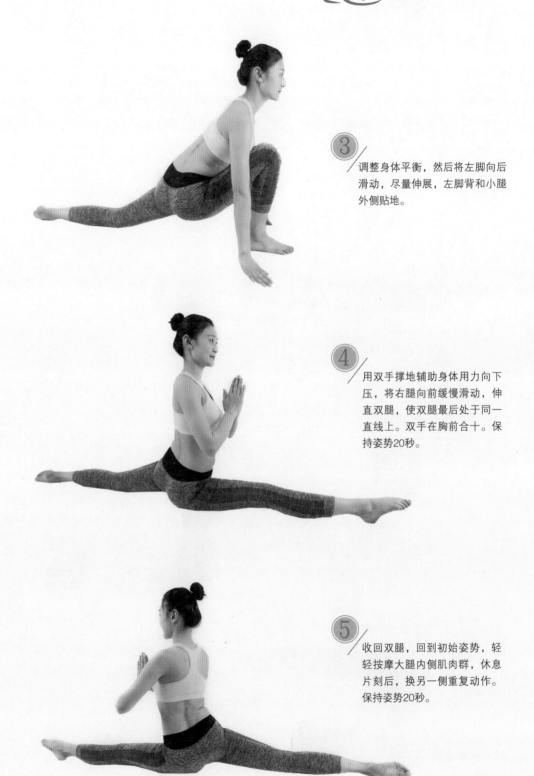

③ 调整身体平衡，然后将左脚向后滑动，尽量伸展，左脚背和小腿外侧贴地。

④ 用双手撑地辅助身体用力向下压，将右腿向前缓慢滑动，伸直双腿，使双腿最后处于同一直线上。双手在胸前合十。保持姿势20秒。

⑤ 收回双腿，回到初始姿势，轻轻按摩大腿内侧肌肉群，休息片刻后，换另一侧重复动作。保持姿势20秒。

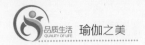
2 身腿结合式

|功|效|

- 加速血液逆流回头部，增加头皮处血液循环，加速头皮代谢，强壮发根。
- 提高腰背部柔韧性，缓解腰酸背痛等不良状况。

|步|骤|

重复次数
5次

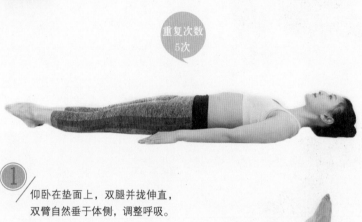

1 仰卧在垫面上，双腿并拢伸直，
双臂自然垂于体侧，调整呼吸。

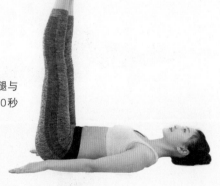

2 吸气，将双腿向上抬高，双腿与
地面尽量垂直，保持姿势10秒
钟，调整身体平衡。

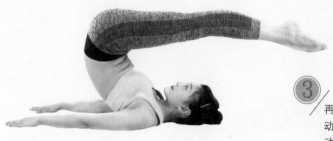

3 再次深呼吸，保持上半身姿势不
动，将双腿向头顶方向伸展，带
动下腰部离开垫面。

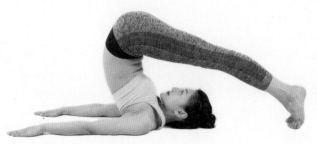

4 呼气，让脚尖在头顶前方着地，同时伸直双腿，感受背部的挤压感。

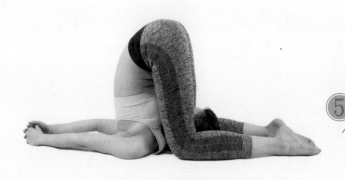

5 弯曲双腿，让双腿膝盖尽量触碰两耳，同时将双手握拳，双臂伸直。保持姿势20秒。

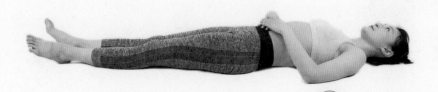

6 然后回到仰卧姿势，双手放在腹部，放松全身。

温馨提示

练习这个动作需要腰背部有一定的柔韧性，如果觉得练习时有困难，可先尝试练习犁式，直到腰背部柔韧性增加后，再练习这个动作。

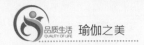
3 小桥式

|功|效|

• 有效刺激肠胃蠕动，提高肾脏代谢率，温补肾脏，滋养秀发。
• 有效拉伸脊柱，提高脊柱柔软性，缓解腰酸背痛等现象。

|步|骤|

重复次数
5次

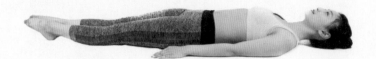

① 仰卧在垫面上，两腿伸直并拢，双臂自然地放在身体的两侧，调整呼吸。

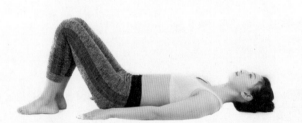

② 弯曲双膝，让两脚跟尽量地靠近臀部方向，保持均匀的呼吸。

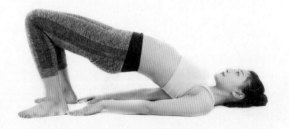

③ 吸气，双手尽量挨住脚后跟，收紧腰腹部。腰腹部用力向上抬高，带动大腿及背部全部离开垫面。

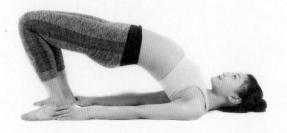

④ 双手握住脚后跟，继续向上抬高身体，直至大腿和地面平行，整个身体呈拱桥状，保持姿势20秒。然后将身体放回地面，双手放于身体两侧，放松全身。

4 全莲花背部伸展式

|功|效|

• 锻炼脊柱，促进上背部血液循环，养发固根。
• 充分锻炼和按摩腹腔内脏器官，增强肾脏能力，加速体内废弃物代谢。

|步|骤|

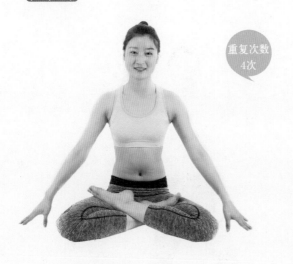

重复次数
4次

① 将双腿盘成全莲花坐姿，挺直腰背，双手自然地垂于体侧，眼睛平视前方。

 ② 深呼吸，双臂从身体两侧向上伸直，带动脊柱向上伸展。

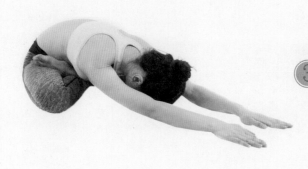

③ 再次深呼吸，将上半身向前弯曲，双臂向前伸直，手掌撑地。让上半身尽量靠近腿部，额头触地。保持姿势20秒，回到初始姿势，放松全身。

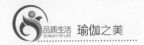
5 侧三角扭转式

|功|效|

- 能有效伸展脊柱，提高身体气血循环，乌发养颜。
- 拉伸及锻炼侧腰部肌肉群，预防腰腹部多余脂肪堆积，美化腰腹部线条。

|步|骤|

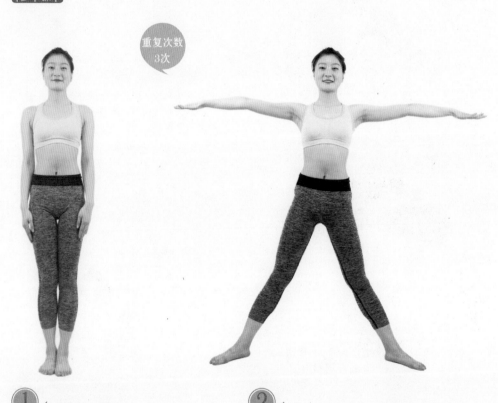

重复次数
3次

① 山式站立，挺直腰背，双臂自然垂于体侧，调整呼吸。

② 双脚分开大约两肩宽，左脚尖向左侧转动，右脚尖稍微外扩，同时将双臂侧平举至与肩齐高，调整呼吸。

温馨提示

练习该体式的过程中，分开的双臂要尽量保持一条直线，运动时注意感觉动作对腰侧肌肉的拉伸。

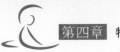
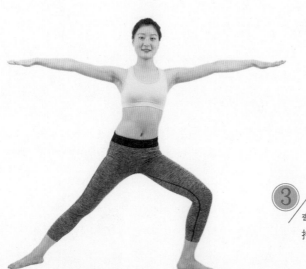

③ 弯曲左腿，让左大腿与左小腿尽量保
持垂直，双臂及右腿姿势保持不动。

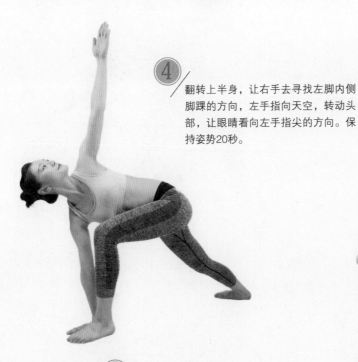

④ 翻转上半身，让右手去寻找左脚内侧
脚踝的方向，左手指向天空，转动头
部，让眼睛看向左手指尖的方向。保
持姿势20秒。

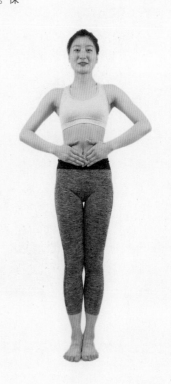

⑤ 松开双手及双腿，换另一侧重复练
习。保持姿势20秒。收回身体，恢复
山式站立休息。

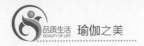
6 坐姿脊柱扭转式

| 功 | 效 |

- 通过扭转脊柱滋养背部，加速背部血液循环，提亮发色。
- 令上半身更挺拔，有助于纠正弯腰驼背等不良姿态。

| 步 | 骤 |

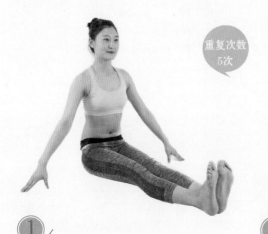

重复次数
5次

① 取山式坐姿，双腿并拢伸直，双臂自然垂于体侧，调整呼吸。

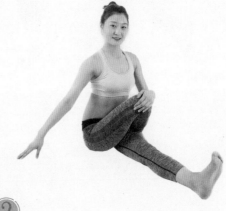

② 保持左腿伸直不动，将右腿弯曲，并让右脚跨过左腿膝盖，将右脚放在左腿膝盖外侧的垫面上。

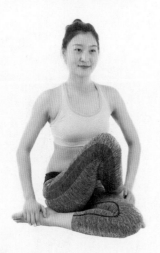

③ 向内贴地弯曲左腿，让左脚脚掌尽量贴近右臀，双手扶住双脚脚踝。

温馨提示

练习时，上半身在扭转过程中要保持紧张直立的状态，不要驼背，也不要弯腰。

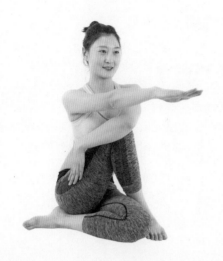

④ 左手抱住右大腿外侧，右手向前伸展，感受脊柱的牵拉感。

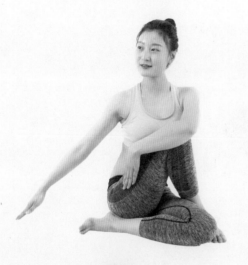

⑤ 保持双腿及左手的姿势不动，将右手向后伸展，直至右手指尖触碰右臀部后方的垫面，保持姿势20秒。

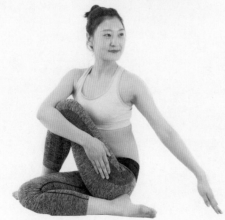

⑥ 松开双腿，让身体回到正中后，调换双腿的上下位置及身体扭动的方向，重复练习。保持姿势20秒后，回到常规坐姿休息。

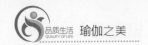
第七节

排毒润色，做一个消"毒"丽人

不论眼睛大小、鼻子高低、嘴唇厚薄，一张充满光彩、红润的脸蛋，肯定人见人爱。可是饮食习惯不佳，生活作息不规律等不良习惯常常导致肤色黯淡无光。其实很多脸部问题只是没有调养好，练习瑜伽可以调节气血循环，排除体内毒素，还你青春好气色。

后抬腿式

|功|效|

● 加速血液逆流，帮助排出体内多余毒素，滋养肌肤，美化身体曲线。
● 锻炼腿部及臀部肌肉群，美化下半身线条。

|步|骤|

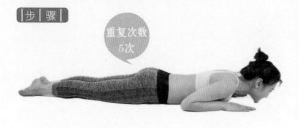

重复次数
5次

① 俯卧，双腿并拢伸直，下巴点地，双臂弯曲，双手置于胸部两侧的垫面上，调整呼吸。

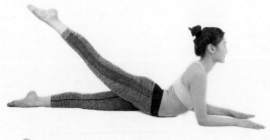

② 吸气，头颈部用力，带动头部及肩膀微微向上抬起，同时向上抬高右腿至个人极限处，右脚尖绷直。

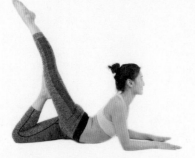

③ 呼气，上半身保持不动，向上弯曲左膝，让左脚脚掌抵住右腿膝盖，保持姿势20秒。

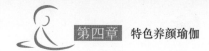

2 蛙式

|功|效|

- 加速体内气血循环，帮助排出体内多余毒素。
- 有效锻炼全身肌肉群，削减大腿区域多余脂肪，灵活腰腹部。

|步|骤|

重复次数
4~5次

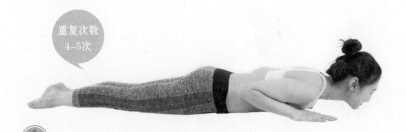

① 仰卧在垫面上，双腿并拢伸直，双臂置于下巴处的垫面上，调整呼吸。

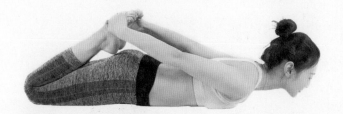

② 吸气，向上弯曲双腿，让双脚脚跟尽量靠近臀部，双手抓住两脚尖，头部保持不动，保持身体平衡。

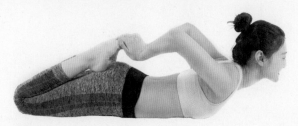

③ 呼气，双臂向下用力按压双脚脚尖，同时向上抬高头颈部，感受上背部、腿部及腰腹部的挤压感，保持姿势20秒后，摊平身体，放松全身休息。

温馨提示

双手按压双脚尖时，双膝要始终不离开地面。

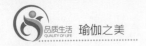
3 鸽子式

|功|效|

- 促进全身气血循环，加强新陈代谢，有助于缓解身体疲劳，恢复精神。
- 充分锻炼全身肌肉群，滋养脊柱，使身姿更挺拔。

|步|骤|

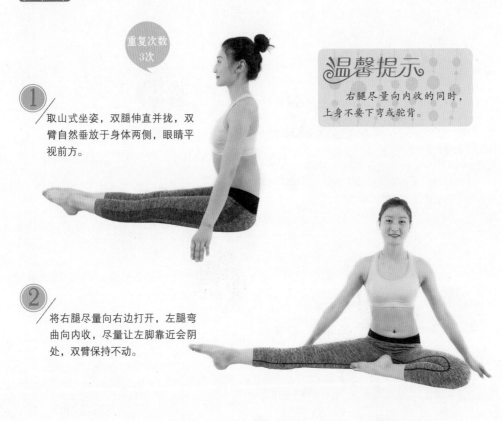

重复次数
3次

温馨提示

右腿尽量向内收的同时，
上身不要下弯或驼背。

① 取山式坐姿，双腿伸直并拢，双臂自然垂放于身体两侧，眼睛平视前方。

② 将右腿尽量向右边打开，左腿弯曲向内收，尽量让左脚靠近会阴处，双臂保持不动。

③ 深呼吸，向上弯曲右腿，让右腿膝盖着地，右脚脚尖朝向天空，右手手肘挂住右脚脚尖。

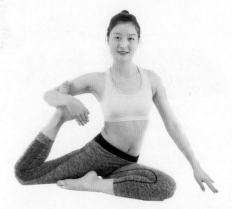

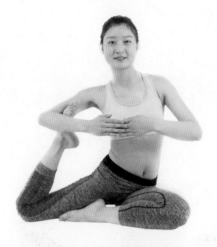

 吸气，将左手抬高至胸前位置，端平双臂，尽量体会侧腰的拉伸感。呼气，保持姿势10秒钟。

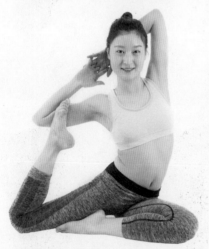

 吸气，依旧保持右手手肘抵住右脚脚尖，将双手穿过头顶来到脑后，尽量扩展胸部，感受后背及后腰的拉伸感。呼气，保持姿势10秒钟。

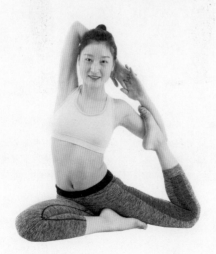

 松开双手，慢慢地放下双手和右脚，调整呼吸，换另一侧重复动作，保持姿势10秒钟后放松全身休息。

温馨提示

练习时保持背部挺直，腰腹部及臀部都收紧的状态，才能使脊柱得到充分地拉伸。

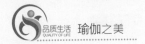

4 舞王式

|功|效|

• 充分调动全身肌肉群的积极性，加速体内气血循环，排除毒素，增加身体平衡力和柔韧性。
• 有效拉伸大腿后侧的肌肉，改善臀部和腿部的线条。

|步|骤|

重复次数
3次

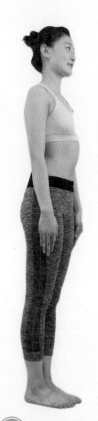
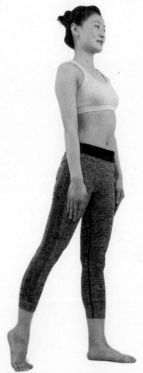
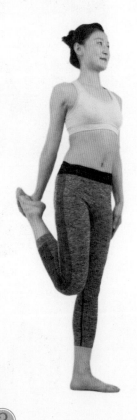

① 山式站立，双腿伸直并拢，双手自然地垂放于身体的两侧，眼睛保持平视前方。

② 保持上半身姿势不动，向后伸直右腿，然后让右脚脚尖点地。

③ 吸气，向上抬高右腿，同时用右手抓住右脚脚背，右膝盖垂直指向地面。

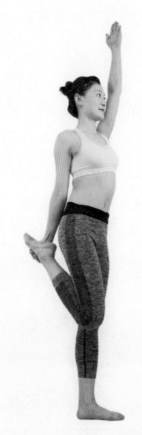

④ 呼气，向上抬起左臂，身体向上伸展，使左腿、脊柱、头部和左臂形成一条直线。保持姿势30秒。

温馨提示

　　为了更好地保持身体的稳定，可让眼睛始终盯住前方一个固定的物体。

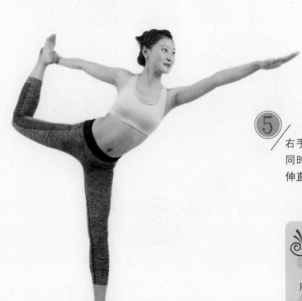

⑤ 右手向上用力，将右腿拉至个人最高点，同时将上半身微微向前倾，左手始终向前伸直，保持姿势30秒。

温馨提示

　　尽量让双腿和身体保持在同一个平面上。

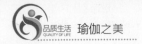

5 V字式

|功|效|

- 加速全身气血循环，滋养脊背，在改善便秘的同时，加速肌肤新陈代谢。
- 拉伸大腿后侧及后背部肌肉群，缓解压力和紧张的情绪，让人恢复活力。

|步|骤|

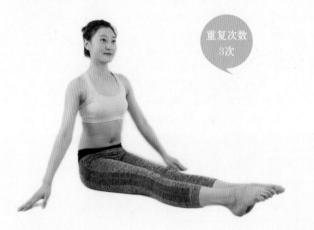

重复次数
3次

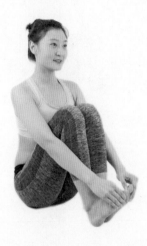

① 取山式坐姿，双腿伸直并拢，双臂自然垂放于身体两侧，眼睛平视前方。

② 吸气，弯曲双腿，并让双手握住两脚脚尖，挺直脊柱，感受脊柱向上伸展的感觉。

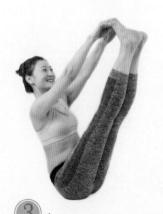

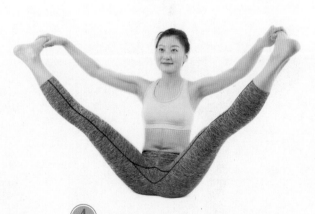

③ 呼气，以臀部为着力点，双臂向上用力，带动双腿向上伸直抬高，眼睛看向脚尖处，保持姿势10秒。

④ 继续保持身体的稳定性，将双腿向两侧宽阔地打开，挺直脊柱，感受背部的拉伸感。保持姿势20秒后，回到常规坐姿休息。

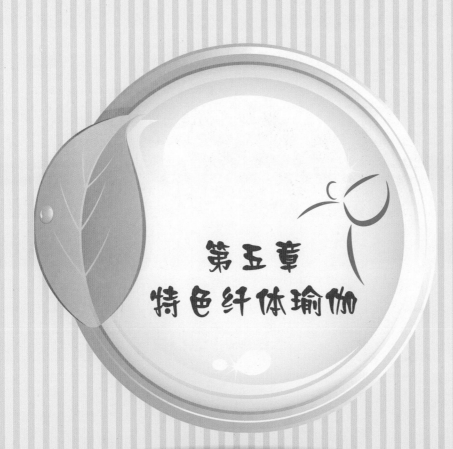

第五章
特色纤体瑜伽

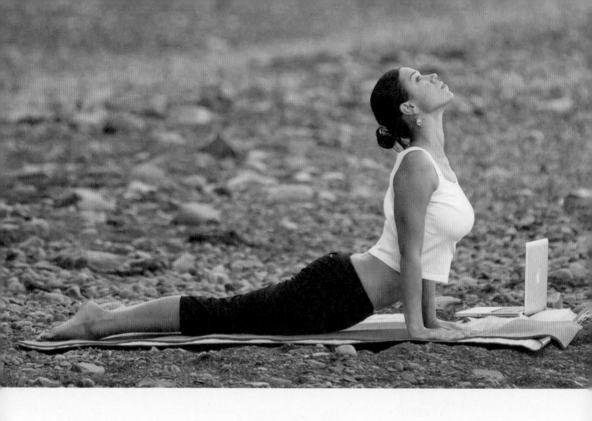

第一节
美颈——塑造魅力纤颈

颈部皮肤衰老是很煞"风景"的事情，自己的隐私会在顷刻之间，暴露在光天化日之下。

颈部皮肤往往会最先透露出女人们的年龄，这使女人们在尽展露颈部性感的同时，不得不对自己颈部皮肤的状况加以权衡，以免让她人的视线停留在脖子上，而不是继续向上看那张美丽的脸蛋和传神的眼睛。

颈部皮肤比面部皮肤更容易老化，并不是因为颈部皮肤与面部皮肤有很大不同，也不是因为平日颈部皮肤比面部皮肤受到更多的伤害。颈部皮肤老化快的原因很简单，就是人们多会忽略对颈部皮肤的日常护理和运动。那么下面就让我们来学几招，让我们的年龄深藏不露！

1 颈部按摩功

|功|效|

• 消除颈部细纹，增强肌肤弹性，让你的美颈光滑、纤长，让颈部肌肉、神经和韧带得到充分的按摩，沉重的大脑得到舒缓放松，令思维更清晰。当你感觉到紧张及头痛时，加以练习，会得到有效缓解。

|步|骤|

最佳练习时间：清晨起床、午后2点
最佳练习次数：3~5次
方便系数：★★★★★

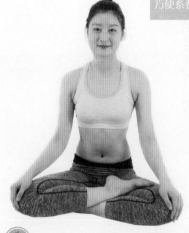

① 选择你认为最舒适的盘坐姿势，吸气，挺直脊柱。

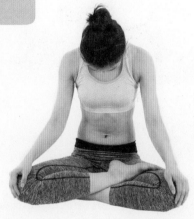

② 呼气，边呼气头部边下垂，让下巴去接近锁骨，注意此时背部不要弯曲，感受颈部后侧肌肉的伸展。

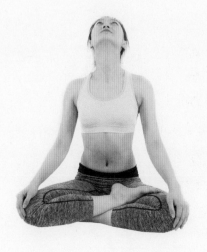

③ 吸气，慢慢抬头，边呼气，头部边向后仰，舒展颈部前侧肌肉，同时后脑勺靠近脊柱。

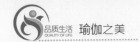
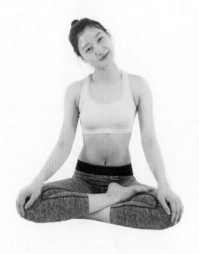

④ 吸气，头部回到正中，目视正前方，边呼气，头部边向右肩靠近，注意不要耸肩，感觉右耳在靠近右肩，拉伸颈部左侧的肌肉。

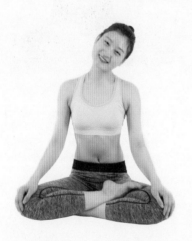

⑤ 吸气，头部回到正中，边呼气，头部边倒向左侧，感觉左耳靠近左肩，这个时候你的颈部右侧的肌肤在拉伸；吸气，头部回到正中，还原初始姿势。

温馨提示

　　练习过程中，动作要做得缓慢而轻柔，小心不要让颈部肌肉过于用力而劳累，感觉舒适为止。上下左右为一次练习，每个方向均保持2个呼吸，并将此动作练习3～5次。

2 猫伸展二式

功效

● 拉伸颈部肌肉，美化颈部线条，打造天鹅般美颈的同时，塑造身体的优美曲线。

步骤

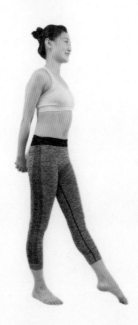

最佳练习时间：清晨6点
最佳练习次数：3次
方便系数：★ ★ ★ ★ ★

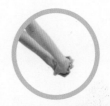

② 吸气，双臂向后拉伸，尽量使肩胛骨相触。

① 基本站姿，左脚向前一小步，脚尖点地，双手臂放于下背部，十指相交。

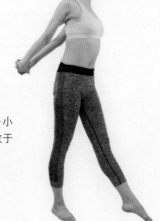

③ 边呼气，边屈左膝、塌腰、提臀，头向后仰，用下巴去找天花板，双臂尽量抬高。吸气，回正身体，呼气还原，另一只脚向前伸出练习，每一次均保持5个呼吸，左右脚为一组，并将此动作练习5组即可。

温馨提示

头向后仰时尽量闭上双眼，以防额头过早出现皱纹。

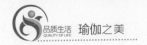
3 眼镜蛇式

特别提醒↓↓

　　练习此动作时，如果过分用双臂力量来提升身体会令背部受伤，切忌每次只动一节脊椎，慢慢做整个练习。

|功|效|

● 抻拉身体前侧肌肉，使颈部皮肤更加紧实有弹性，滋养双肾，美容养颜。

|步|骤|

最佳练习时间：上午8点
最佳练习次数：1次
方便系数：★★★★

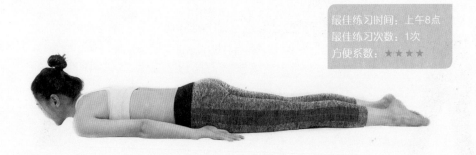

① 俯卧，双手放于身体两侧，手指并拢，两腿并拢，脚背紧贴地面，胸部慢慢抬高，目视前方。

温馨提示

　　如果你感到吃力，那么请把双肘微微弯曲，手臂夹紧身体。患甲状腺功能亢进、肠结核、胃溃疡、疝气的人和怀孕的女性不要做这个练习。

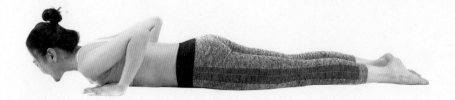

② 屈肘，双手放于身体两侧的地板上，指尖指向前方。

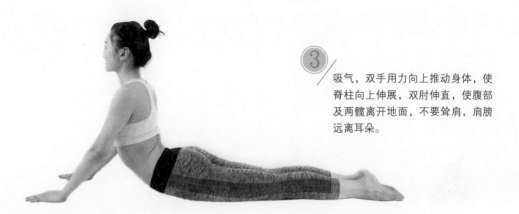

③ 吸气，双手用力向上推动身体，使脊柱向上伸展，双肘伸直，使腹部及两髋离开地面，不要耸肩，肩膀远离耳朵。

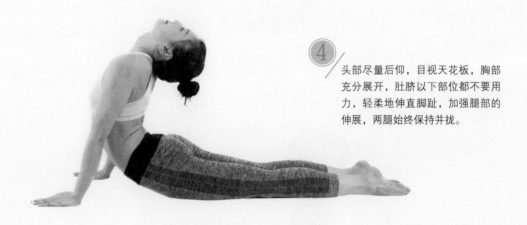

④ 头部尽量后仰，目视天花板，胸部充分展开，肚脐以下部位都不要用力，轻柔地伸直脚趾，加强腿部的伸展，两腿始终保持并拢。

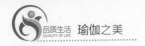
4 半头倒立式

|功|效|

● 经常练习可加强头颈肌肉力量，改善低血压，促使神经系统平衡；增强脑部供血，让面部肌肤更紧致。

|步|骤|

最佳练习时间：下午3点
最佳练习次数：1次
方便系数：★★★

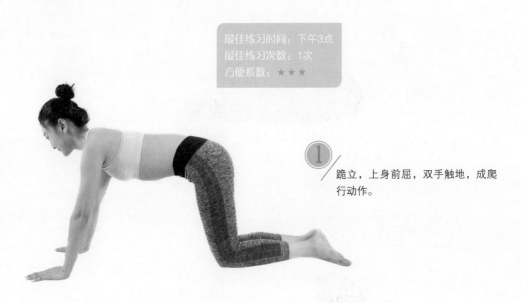

① 跪立，上身前屈，双手触地，成爬行动作。

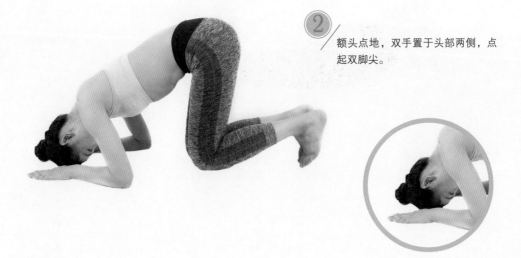

② 额头点地，双手置于头部两侧，点起双脚尖。

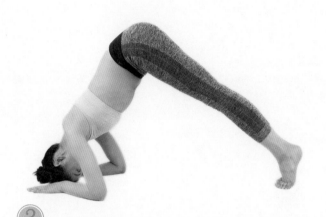

3 / 吸气，脚尖用力蹬地，臀部向上抬，双腿伸直。

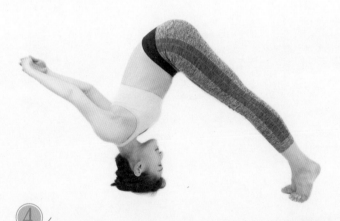

4 / 双手放于背后，十指相扣。呼气，双手在背后尽力伸展，自然呼吸数秒后，恢复起始姿势，充分放松。

温馨提示

要量力而行，逐渐延长动作的时间。高血压患者、眩晕者、颈部不适者不适宜做此动作。

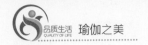

5 鱼式

|功|效|

● 此姿势可使颈部得到伸展，促使头部血液循环，有利于消解喉部不适。另外，背部和髋关节在这个练习中也获得了伸展和放松。它还使双肾、胰脏、肾上腺活动更加旺盛，可预防胃肠问题。

|步|骤|

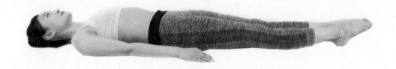

① 仰卧，两腿伸直并拢，脚跟贴地。双臂平放于体侧，掌心向下。

最佳练习时间：上午7点，午后2点
最佳练习次数：2次
方便系数：★★★

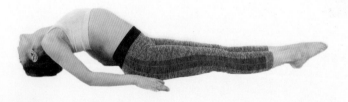

② 吸气，手肘用力按地，依次将头部、胸部、背部挺起，慢慢再把头顶放于地上，双手扶住两髋部，用手肘支撑上身的重量。双脚紧贴地上，保持几次呼吸，伸展背部。

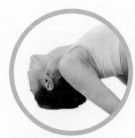

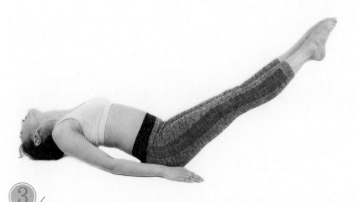

③ 双腿并拢伸直，收紧大腿肌肉，呼气，慢慢抬起双腿，双脚背绷直。

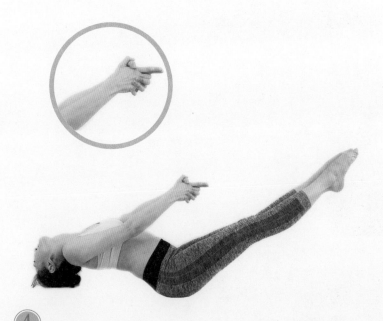

④ 双臂离地，在胸前举起，双手合十，尽量让举起的两臂与两腿平行，只
有臀部和头顶部位着地，正常呼吸，保持这个姿势15～50秒。

温馨提示

两腿始终保持并拢，不要分开。

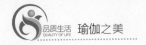
6 榻式

|功|效|

- 这个姿势可以帮助调整甲状腺或甲状旁腺功能，使颈部肌肉得到伸展，两腿、两踝肌肉得到增强，腹部器官得到按摩，肺部也得到滋养。

|步|骤|

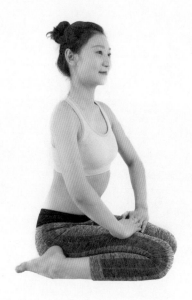

最佳练习时间：上午10点
最佳练习次数：2次
方便系数：★★★

① 英雄坐姿，双手放于身体两侧，腰背挺直。

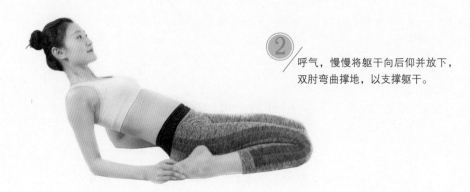

② 呼气，慢慢将躯干向后仰并放下，双肘弯曲撑地，以支撑躯干。

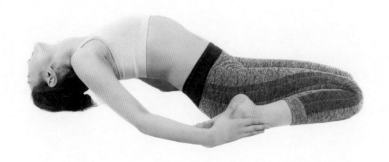

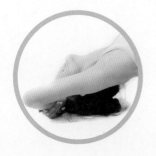

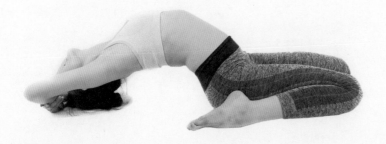

③ 上身继续后仰，直到头部着地，双肩向头上方伸直，弯曲双肘。背部尽量向上拱。平静地呼吸，保持约1分钟。然后吸气，放下腰、背部，放开双手，伸直双腿，仰卧放松。

温馨提示

饭后不宜练这个姿势，腹部做过手术的人慎做。

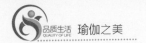
<h1 style="text-align:center">第二节</h1>

<h1 style="text-align:center">瘦臂——打造无与伦"臂"的魅力</h1>

完美女人无论身体的哪个部位都要保持漂亮纤细。手臂是最显而易见的部位，拥有纤细的手臂才能达到整体修身的效果。手臂肥胖主要是人体脂肪量增加的结果。坚持练习本小节的瑜伽操，可以帮助你轻松打造纤细手臂。

1 手臂屈伸

【功│效】

● 拉伸臂部肌肉，减掉双臂多余赘肉。
● 塑造胸部完美曲线，使背阔肌得到舒展。
● 有助于放松肩关节，增强肩关节的灵活性。

【步│骤】

重复次数
6次

站立，双腿并拢，双手夹住瑜伽砖，双臂向上伸直。

吸气，手肘向身后弯曲，体会手臂肌肉的拉伸。

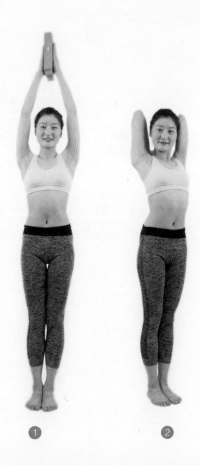

①　　　　　　　②

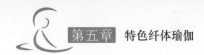

2 海狗变化式

|功|效|

- 紧实手臂肌肉，消除双臂脂肪，美化手臂曲线。
- 增强肩关节和膝关节的柔韧性。
- 按摩腹部脏器。

|步|骤|

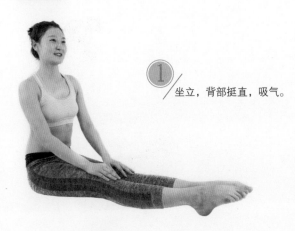

重复次数
4次

① 坐立，背部挺直，吸气。

② 呼气，右膝弯曲，左腿朝右侧伸直。

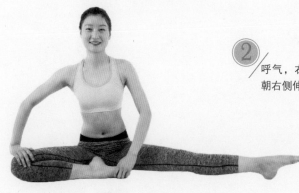

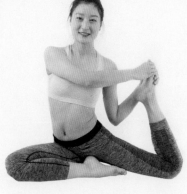

③ 将左腿向上弯曲，双手抓住左脚掌，吸气，体会左手臂肌肉被拉伸的感觉，保持动作几秒钟后恢复至初始动作，换另一侧练习。

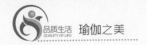

3 手腕活动式

|功|效|

• 纤细手臂，美化手臂线条。
• 使手腕变得更加灵活。
• 美化臀部线条。

|步|骤|

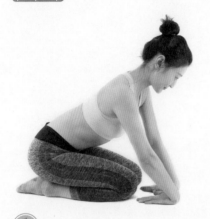

重复次数
4次

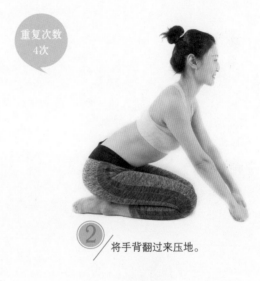

① 跪坐，臀部坐于脚后跟上，双臂伸直，手背贴地，手心朝上，将手腕朝下压。

② 将手背翻过来压地。

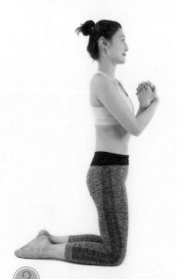

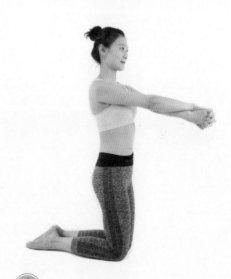

③ 挺直上身，双手手腕交叉，十指相扣。

④ 保持十指相扣的姿势，从内侧往外侧旋转，将手腕扭动几下。

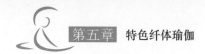

4 鹤式

| 功 | 效 |

- 强健双臂和手腕的肌肉，使手臂变得纤细。
- 让胸部自然坚挺，美化胸部曲线。
- 提高臀线及改善便秘现象。

| 步 | 骤 |

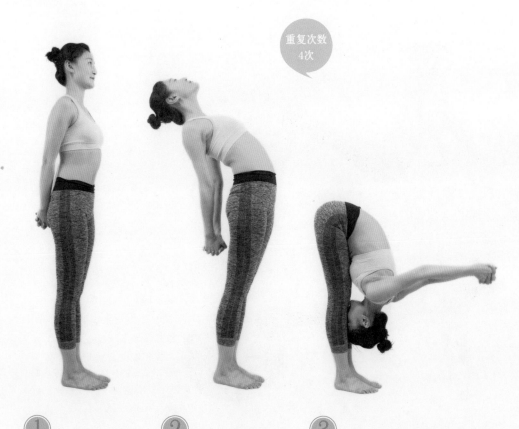

重复次数
4次

① 站立，双腿并拢，双手于身后十指交叉。

② 先吐气后再缓缓吸气，上身尽可能地朝后仰，手向下伸直。

③ 吐气，将上身向前弯曲，使腰部与下身呈90°角。然后将头部朝腿部靠拢，双手朝头部举起。保持此姿势数秒钟后缓缓吸气，还原身体。

温馨提示

练习时请注意左右的平衡，且两边的练习时间和次数要一致。

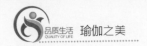
5 □ 控球式

| 功 | 效 |

● 增加手臂肌肉力量，美化双臂曲线。

● 使双腿、背部、臀部和腹部的肌肉得到锻炼，全方位塑造美丽身体曲线。

● 提升身体肌肉的控制力和平衡力。

| 步 | 骤 |

重复次数
4次

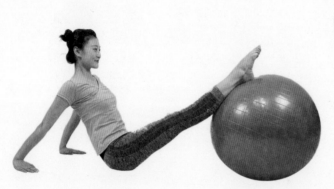

1 双臂撑地，双手放于臀部两侧，手指向前张开，球放于小腿下。

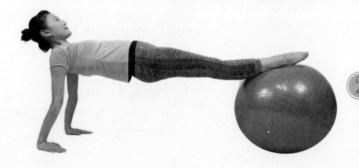

2 吸气，大腿和手臂伸直，提升臀部，保持身体在同一水平线上，保持平缓呼吸。

温馨提示

练习时手指张开能减少手腕受力。

6 转腰细臂式

功效

- 有效锻炼大臂肌肉，消除手臂上的蝴蝶袖。
- 通过身体的左右扭转，可以锻炼腰腹肌肉，促进腰部代谢。

步骤

重复次数
4次

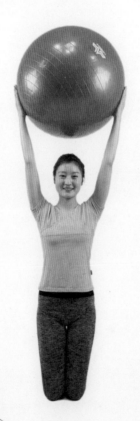

① 双膝跪在垫子上，双手抱住球的两侧，吸气，双臂上举。

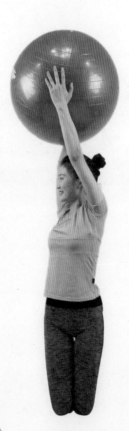

② 呼气，保持跪姿，腰部向右转，头部和手臂随之右转，保持背部挺直。保持平稳呼吸，再缓缓恢复至初始姿势，然后换另一侧练习。

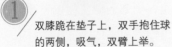

温馨提示

练习时上身保持挺直，转腰时腹部应收紧，肩膀保持放松。

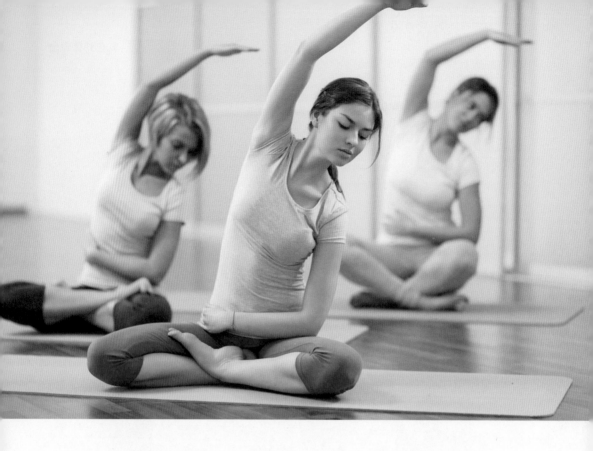

第三节
提胸——打造迷人"峰"景

　　瑜伽不仅有塑身美体的功效，还能调节器官功能，消除不良情绪。瑜伽体位法练习能使体内各个腺体的分泌作用趋于平衡，很多提拉、倒立的动作能按摩神经，改善内分泌，从而在本质上改善胸部下垂。经常在家里做些简单的小动作，可以很好地提升我们胸部的线条，让我们的胸部变得挺实坚挺。

　　胸部下垂的原因主要是减肥后内分泌机能下降，乳房内脂肪组织与皮肤松弛所致。很多时候做一些运动或过度地减肥都容易让我们的胸部下垂。

| 坐山式

| 功 | 效 |

• 此动作可充分打开肩部，缓解肩部的风湿疼痛和僵硬感，增强双肩的灵活性，并让胸部得到完全地扩张，美化胸部曲线。

| 步 | 骤 |

最佳练习时间：上午8-9点
最佳练习次数：2次
方便系数：★★★★★

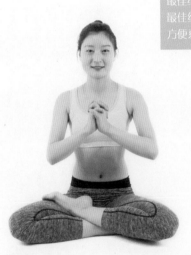

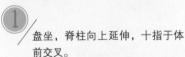

① 盘坐，脊柱向上延伸，十指于体前交叉。

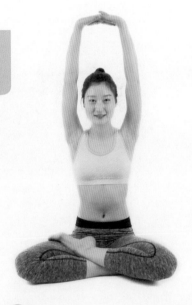

② 吸气，双臂向上伸展，高举过头顶，并翻转掌心向上，尽量让双肩向后向上伸展。

温馨提示

　　如果不能做到半莲花坐姿，可选择简易坐，练习过程中保持脊柱的挺直，不要含胸，把感觉放在双肩和胸部上。保持3~5次呼吸，建议练习2次。

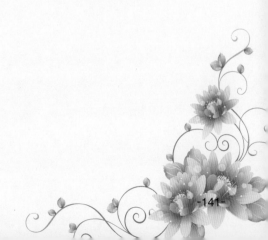

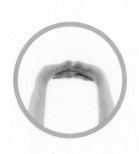

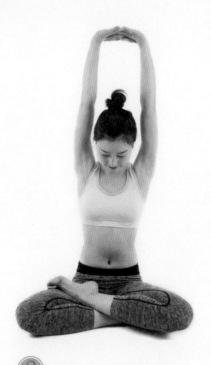

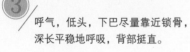

③ 呼气，低头，下巴尽量靠近锁骨，
深长平稳地呼吸，背部挺直。

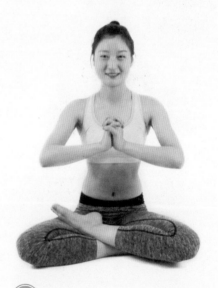

④ 吸气，头部回到正中，边呼气，边
松开双手从体侧还原。

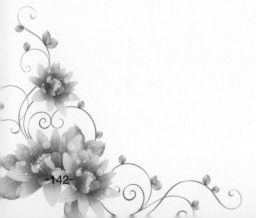

2 天鹅式

|功|效|

● 这个姿势能刺激位于大腿根部的对女性健康极为重要的淋巴——耻骨淋巴，对虚冷以及便秘、更年期障碍、肩酸非常有效。

|步|骤|

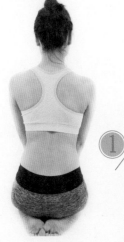

最佳练习时间：下午3点
最佳练习次数：2次
方便系数：★★★★

① 金刚跪姿，臀部坐在脚跟上，双手自然地放在大腿上，腰背挺直。

温馨提示

　　双肩打开的幅度一定要大，因为这样能对乳腺起到按摩作用，刺激胸部发育，对缓解妇科疾病有更明显的功效。

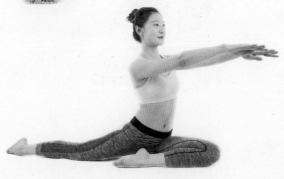

② 右腿向正后方伸展，膝盖以下贴地，脚心向上，把髋部摆正，左脚后跟抵于会阴处，边吸气边把上身挺直，双臂向前伸直，与地面平行。

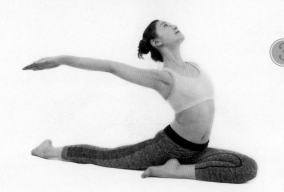

③ 呼气，把双臂向左右展开，上身后仰，同时再把手臂向后方伸直，挺胸。保持该动作30～40秒。变换左右腿轮流进行。

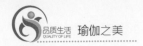
3 卧角式

|功|效|

- 此姿势能伸展胸肌、腹肌，刺激胸腺激素分泌，防止胸部下垂，强化肠胃机能，改善便秘症状，帮助人体排除毒素。

|步|骤|

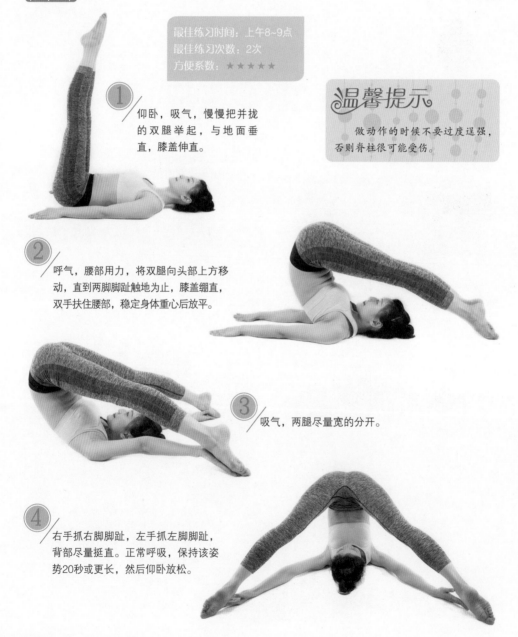

最佳练习时间：上午8~9点
最佳练习次数：2次
方便系数：★ ★ ★ ★ ★

温馨提示

做动作的时候不要过度逞强，否则脊柱很可能受伤。

1 仰卧，吸气，慢慢把并拢的双腿举起，与地面垂直，膝盖伸直。

2 呼气，腰部用力，将双腿向头部上方移动，直到两脚脚趾触地为止，膝盖绷直，双手扶住腰部，稳定身体重心后放平。

3 吸气，两腿尽量宽的分开。

4 右手抓右脚脚趾，左手抓左脚脚趾，背部尽量挺直。正常呼吸，保持该姿势20秒或更长，然后仰卧放松。

4 加强侧伸展式

|功|效|

• 此姿势可刺激胸腺激素的分泌，提升胸部线条，提高免疫力。此外，对矫正驼背也有益，能使人保持美丽的体态。

|步|骤|

最佳练习时间：下午2点
最佳练习次数：2次
方便系数：★★★

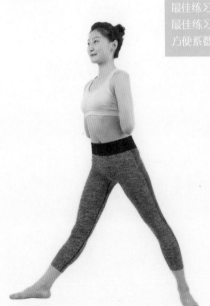

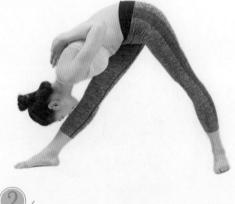

② 边呼气，边将上身前屈，把脸靠近右小腿前侧，保持该姿势不动，保持5次呼吸。

① 自然站立，右脚向前跨一步，脚尖笔直向前，左脚保持不动。双手背后合十，指尖向上，自然呼吸。

温馨提示

手在背后合十能充分扩张胸部，令其分泌足量的胸腺激素，以提高免疫力，因此，在练习过程中，双手一定要紧紧地合在一起。

③ 吸气，上身恢复直立，呼气，上身后仰，头部放松后仰，颈部、喉部充分伸展，保持该姿势不动，保持5次呼吸，换身体另一侧做同样练习。

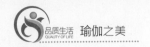
5 牛面式

|功|效|

• 此姿势在丰胸的同时，对改善肩酸也有良好的功效。

|步|骤|

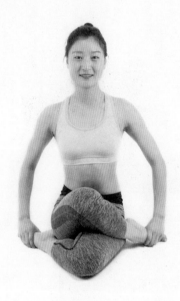

最佳练习时间：上午10点
最佳练习次数：2次
方便系数：★★★★

① 牛面坐姿，使右膝重叠在左膝上，对准身体正中线，脚跟分别贴于臀部，双手放在同侧的脚掌上。

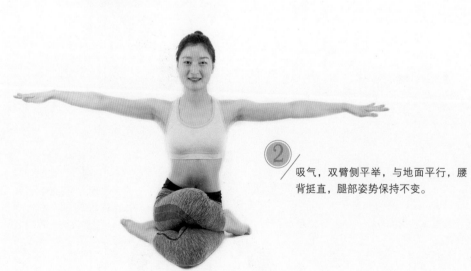

② 吸气，双臂侧平举，与地面平行，腰背挺直，腿部姿势保持不变。

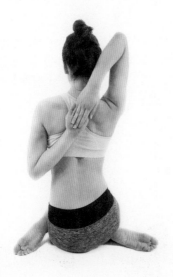

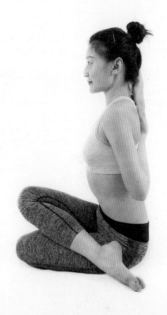

③ 右肘弯曲，竖起，尽量与地面垂直，右小臂伸向背后，手背朝外。左手肘弯曲绕过下背部，左小臂紧贴背部，手心向外，指尖向上，左右手相互交握。头、颈挺直，目视前方。保持该动作5～20秒，正常呼吸。

④ 呼气，上身尽量后仰，保持5次呼吸，然后放开两手，伸直两腿。换身体另一侧做同样的练习。

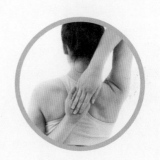

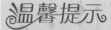
温馨提示

练习时，注意力应放在双腿的挤压感和胸部的扩张感上。

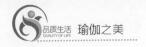
6 半骆驼式

| 功 | 效 |

● 扩展胸部，增加肺活量。矫正驼背，预防乳房下垂；使脊椎更柔韧，调节脊椎神经，伸展骨盆，调理内脏。

| 步 | 骤 |

最佳练习时间：上午8~9点
最佳练习次数：1次
方便系数：★ ★ ★

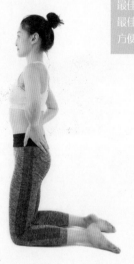

跪立，双腿分开与肩同宽，双臂
屈肘双手扶在腰间，腰背挺直，
目视前方。

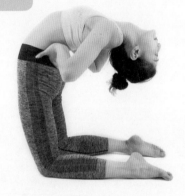

吸气，双手扶住腰部，放松头
部，头向后仰，髋部前送，脊椎
向后弯曲，身体慢慢向后仰。

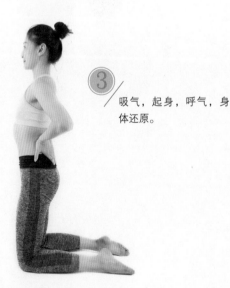

吸气，起身，呼气，身
体还原。

温馨提示

　　高血压患者或者背部有问题的人，
做这个体式之前需咨询医生。有腰部和
甲状腺疾病的人，不要练习这个体式。

第四节
细腰——变身"腰"窕淑女

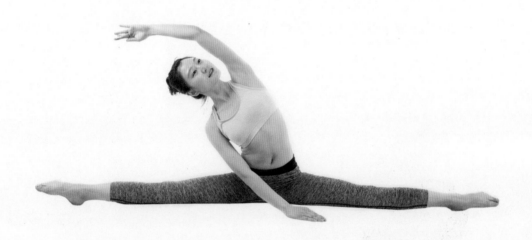

我国古代的人早就说过"窈窕淑女，君子好逑"，所谓"窈窕"，首先要身形苗条、婀娜多姿，如果腰腹的赘肉太多，无论怎么看都没有曲线美，也不窈窕呀！

使得腰腹脂肪堆积的原因，除了缺少运动外，还有就是现在不少女性喜欢穿低腰牛仔裤，导致腹部赘肉上身。牛仔裤自打流行以后，就深受国内年轻人的喜欢，穿起来舒服，也显得很苗条。毫无疑问，低腰牛仔裤露出小蛮腰、肚脐眼儿确实很性感，但是，低腰裤容易使脂肪上移，低腰牛仔裤挤压式的穿法，很容易让骨盆腔以上、耻骨以下腹腔部位的血液循环变差，出现皮肤过敏、便秘等症状，或是因为大肠挪动空间变小导致肠燥症，有些还合并胃食道逆流等症状。值得一提的是，无论是以胖为美的唐朝，还是以骨感美作为美女身材标准的汉朝，腰部的曲线一直是审美的关节点，而如今，更是小蛮腰的天下，那么现在就让我们用瑜伽来"腰"娆起来。

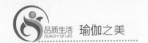
现在的都市女性，每天掐着点儿起床，起床后便匆忙往单位赶，一整天的时间都坐在电脑前辛苦工作，尤其是在吃完中午饭后，也没有运动的时间，于是就接着坐在电脑前工作。由于缺乏运动，很容易使腰腹的脂肪堆积起来，长此以往，小蛮腰便不复存在，取而代之的是一堆赘肉，严重影响身材不说，更给自己的健康留下了巨大的隐患。

此组瑜伽动作能有效祛除腰部赘肉，快速打造出美丽性感的"腰"窕淑女。

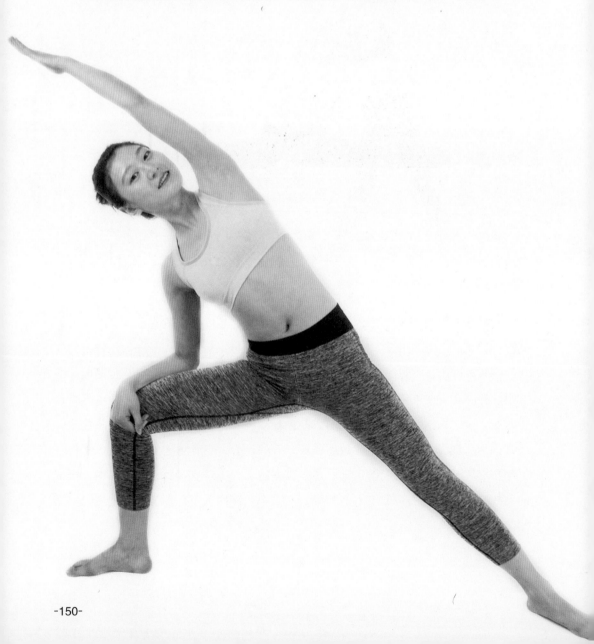

三角伸展式

|功|效|

• 拉伸侧腰，刺激肠道，改善便秘，从而减少腰围线上的脂肪；还可提高全身代谢，改善脸部血液循环，对粗糙或长痘痘的肌肤有益，也能调节自律神经，使激素分泌平衡。

|步|骤|

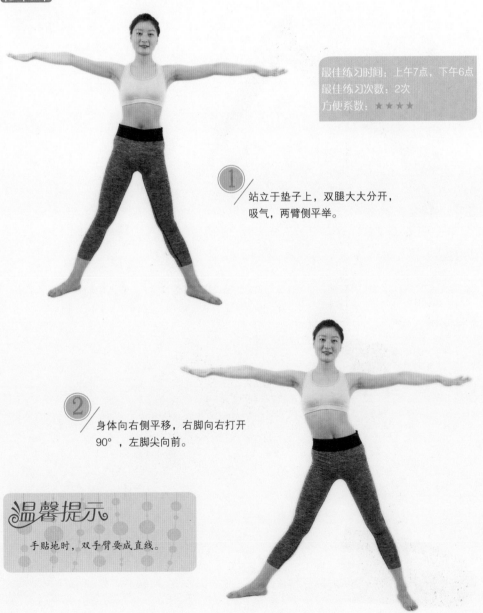

最佳练习时间：上午7点，下午6点
最佳练习次数：2次
方便系数：★★★★

① 站立于垫子上，双腿大大分开，吸气，两臂侧平举。

② 身体向右侧平移，右脚向右打开90°，左脚尖向前。

温馨提示

手贴地时，双手臂要成直线。

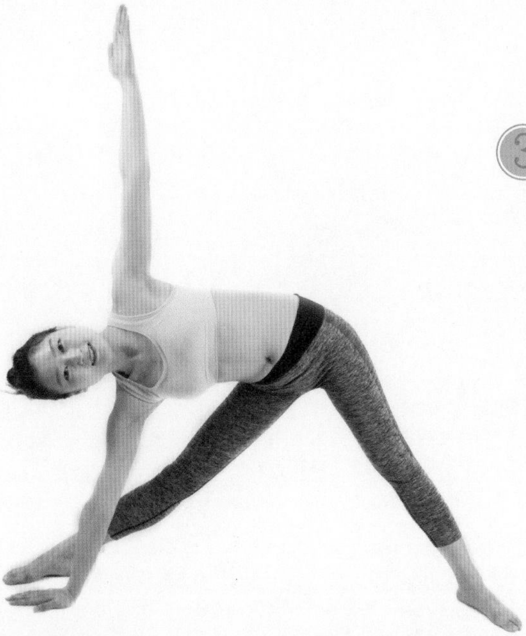

3

边呼气，边将身体向右侧弯腰，右手放在右脚内侧并与右脚平行，手掌贴地。左臂笔直上举，指尖指向天花板，视线经由指尖看向天花板，保持该姿势5次呼吸。身体另一侧做重复练习。

2 猫伸展

功效

- 此姿势能抻拉腹部，减少腹部脂肪，同时还能美化胸部曲线，锻炼横膈肌，强化背部和神经肌肉。

步骤

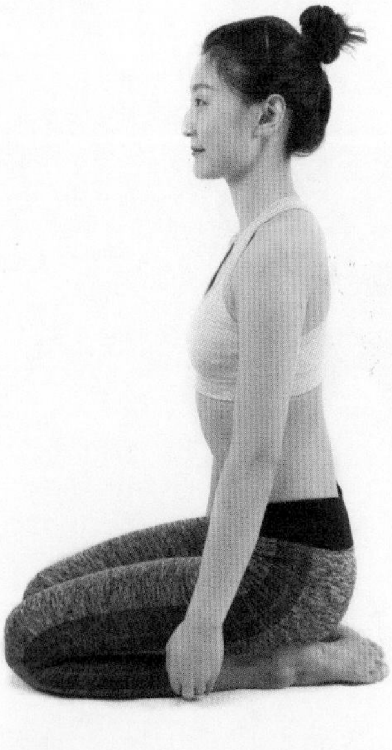

最佳练习时间：下午1点
最佳练习次数：2次
方便系数：★★★★

1

跪坐，臀部坐于两脚脚跟上，两臂在体侧自然下垂，脊柱伸直。

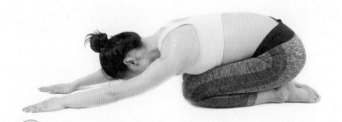

② 双臂高举过头顶，上身前屈，直至腹
部、胸部贴近大腿前侧，额头触地，双
臂自然放于身体两侧，向前伸直。

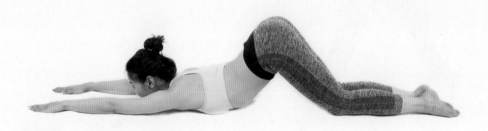

③ 吸气，慢慢抬起上身和臀部，往前移动，
直到大腿与地面垂直，胸部贴地，双手臂
仍然向前伸直。

温馨提示

　　练习时要注意呼吸的配合，在每一
轮练习中抬起身体时吸气，放低身体时
呼气。

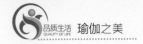
3 乾坤扭转

|功|效|

• 腹部器官得到按摩，减少腰部及手臂脂肪，还可拉伸背部肌肉。

|步|骤|

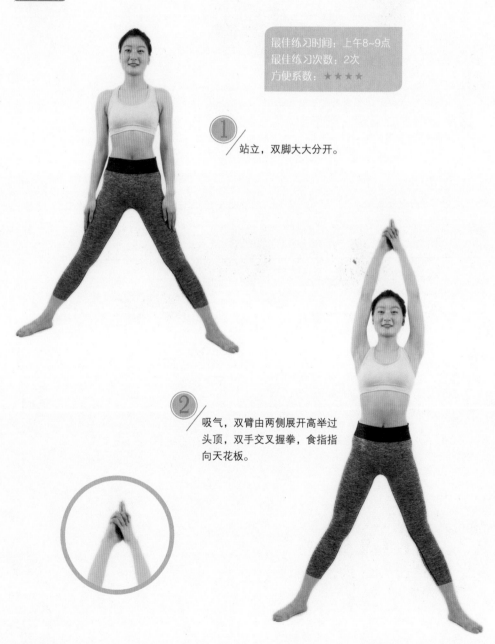

最佳练习时间：上午8~9点
最佳练习次数：2次
方便系数：★ ★ ★ ★

① 站立，双脚大大分开。

② 吸气，双臂由两侧展开高举过头顶，双手交叉握拳，食指指向天花板。

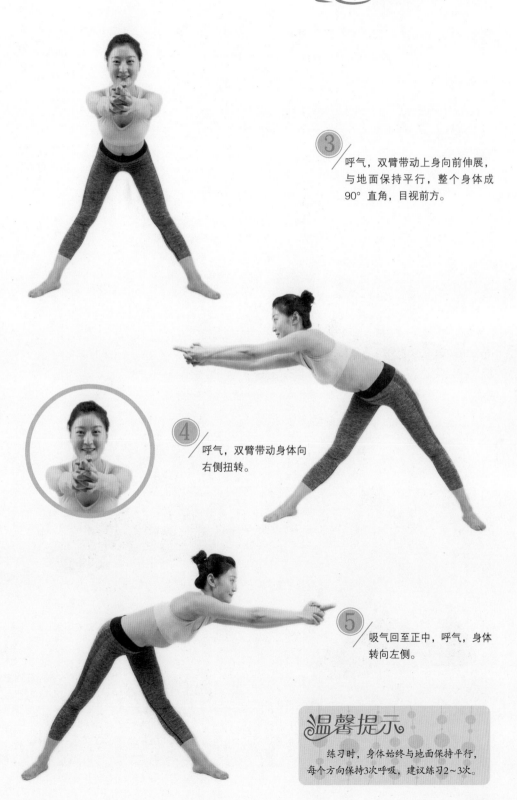

③ 呼气，双臂带动上身向前伸展，与地面保持平行，整个身体成90°直角，目视前方。

④ 呼气，双臂带动身体向右侧扭转。

⑤ 吸气回至正中，呼气，身体转向左侧。

温馨提示

练习时，身体始终与地面保持平行，每个方向保持3次呼吸，建议练习2～3次。

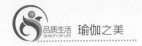
4 侧鸽式

|功|效|

- 该姿势能柔软侧腰，塑造腰部曲线，强化腿肌，预防变形，防止臀部下垂，健脾胃，活化胰腺功能；矫正腰椎异常，促进激素分泌。

|步|骤|

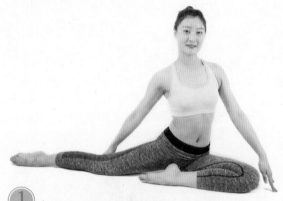

最佳练习时间：下午3~4点
最佳练习次数：1次
方便系数：★★★

① 正坐，双腿伸直，收回左腿，左脚跟抵于会阴处，右腿向外打开伸直，且膝盖贴地。

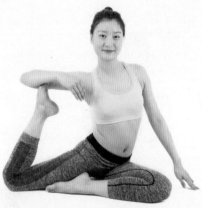

② 上身向左微倾，左脚背贴地。弯曲右膝，右小腿向上竖起，右手手肘勾住右脚脚背。

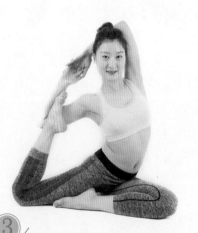

③ 慢慢将左手抬高，绕到头后，身体同时转向左侧，注视左前方。右脚趾用力压右肘，右小臂往上拉住左手，手指相扣。挺胸，把双臂往后拉，身体的拉伸感由腰部延伸到肩胛。保持5~10次呼吸后换方向重复练习。

温馨提示

　　侧鸽式是个比较难的动作，初次练习者如果无法让两手在脑后相扣的话，可用瑜伽绳或毛巾辅助练习。

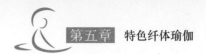
5 门闩式

|功|效|

• 消除腰围脂肪，补养和增强腹部肌肉和器官，使脊柱神经旺盛有生气。

|步|骤|

最佳练习时间：上午8点，傍晚5点
最佳练习次数：2次
方便系数：★★★★

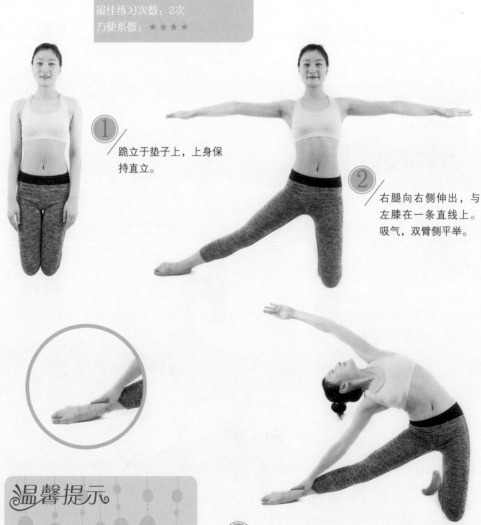

① 跪立于垫子上，上身保持直立。

② 右腿向右侧伸出，与左膝在一条直线上。吸气，双臂侧平举。

③ 呼气，向右侧弯腰，右手放于脚踝上，左手臂向右侧下压，眼睛看向左手指尖方向。保持3~5次呼吸，再做另一侧练习。

温馨提示

将意识放于侧腰上，去感受腰部的伸拉感。重心放于胯部，跪立的大腿始终保持垂直。

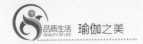
6 磨豆功

|功|效|

● 此姿势可激发体内的热能，按摩腹部器官，调整腰部曲线，让你的腹部肌肉结实而有弹性。

|步|骤|

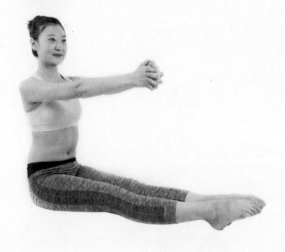

① 基本坐姿，双手于体前伸直，交叉握拳。

最佳练习时间：晚8点
最佳练习次数：4次以上
方便系数：★★★★★

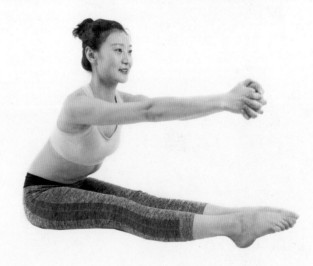

② 双手带动上身向前下压，保持双臂平行地面，尽量
让双手与脚尖平齐。

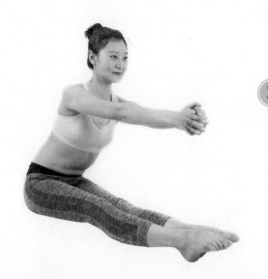

③ 吸气，双手保持与地面平行的状态下，以髋部为轴，带动上身最大限度的逆时针转动，动作就像磨豆子一般。前后呼气，左右吸气。

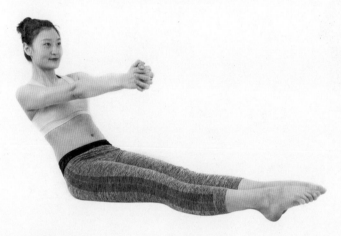

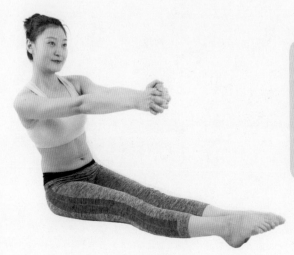

温馨提示

练习过程中保持双腿并拢，尽量不要弯曲，手臂在平行线上带动身体转动，并去感受小腹部的变化，均匀自然地呼吸，切忌不要屏气，顺时针转动两圈，再逆时针转动两圈。

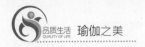

7 虎式变体

|功|效|

● 此姿势可激发体内的热能，按摩腹部器官，调整腰部曲线，让你的腹部肌肉结实而有弹性。

|步|骤|

最佳练习时间：上午10点
最佳练习次数：2次
方便系数：★★★★

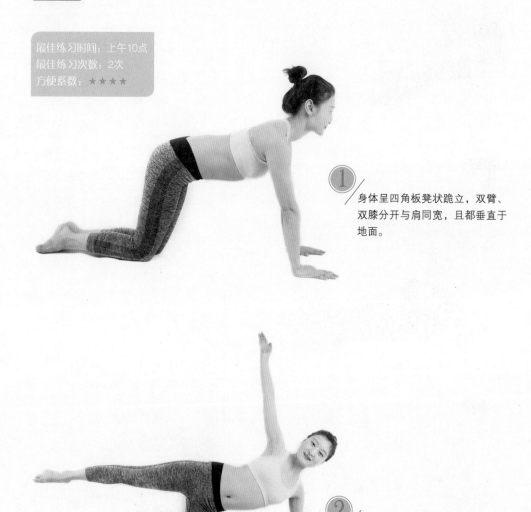

① 身体呈四角板凳状跪立，双臂、双膝分开与肩同宽，且都垂直于地面。

② 吸气，将右腿向后伸直与地面保持平行，整个上半身朝左侧上方翻转，右手指向天花板，使双臂保持在一条垂直线上。

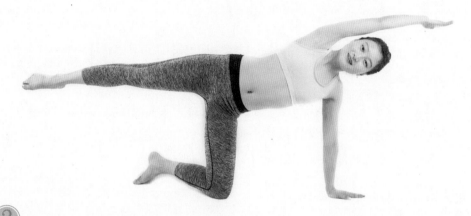

③ 呼气，右手臂向头顶方向伸展，
使右腿和右手在一条直线上，均
匀呼吸，保持数秒。

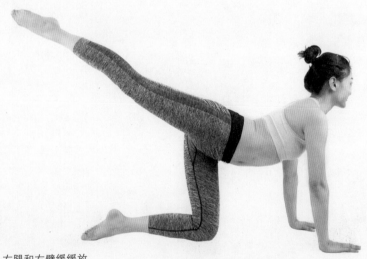

④ 再次呼气时，右腿和右臂缓缓放
下，身体还原至初始姿势。换另
一边练习。

温馨提示

　　练习过程中保持双腿并拢，尽量不要弯曲，手
臂在平行线上带动身体转动，并去感受小腹部的变
化，均匀自然地呼吸，切忌不要屏气，顺时针转动
两圈，再逆时针转动两圈。在保持动作时尽量让身
体在同一平面上。

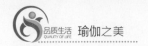
第五节
美腹——塑造"腹"丽佳人

无法有效消除腹部赘肉已经成为爱美女性挥之不去的梦魇，拥有明星般性感傲人的完美身材也成为她们可望而不可即的梦想。不妨试试练习这套瑜伽动作，它们可以帮你快速甩掉腹部赘肉，轻松拥有完美的S型身材。

1 上抬腿式

|功|效|

• 腿部上抬的动作有助于强健腹肌，使下腹部的赘肉更加紧实。
• 此套动作还能改善内脏器官的功能。

|步|骤|

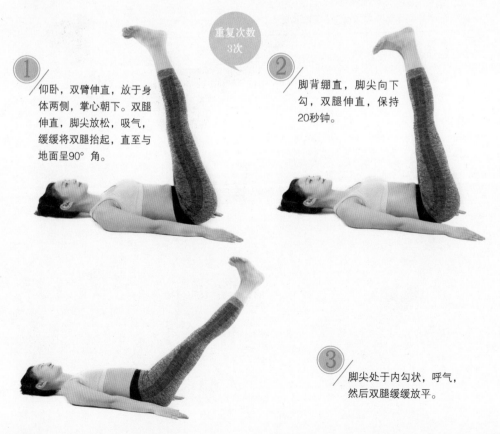

重复次数
3次

① 仰卧，双臂伸直，放于身体两侧，掌心朝下。双腿伸直，脚尖放松，吸气，缓缓将双腿抬起，直至与地面呈90°角。

② 脚背绷直，脚尖向下勾，双腿伸直，保持20秒钟。

③ 脚尖处于内勾状，呼气，然后双腿缓缓放平。

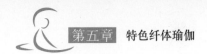

2 加强上升腿式

|功|效|

- 强化腹部肌肉，减去腹部多余赘肉。
- 使松弛的臀部得到紧致。
- 锻炼腿部肌肉。
- 缓解胃胀气的症状。

|步|骤|

重复次数
2次

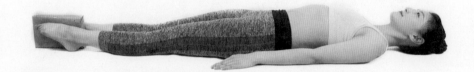

① 仰卧，双腿伸直，背部贴地，手臂放于身体两侧，
掌心朝下，双腿夹紧瑜伽砖。

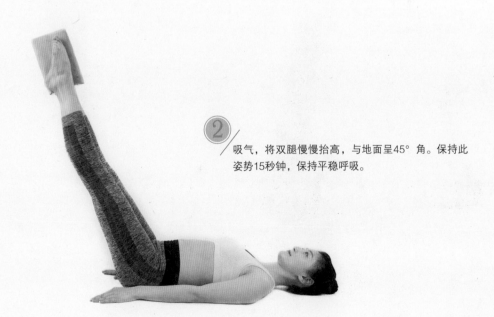

② 吸气，将双腿慢慢抬高，与地面呈45°角。保持此
姿势15秒钟，保持平稳呼吸。

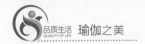
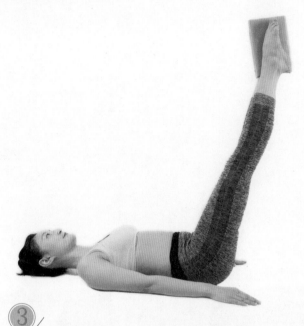

③ 吸气，将双腿抬升至与地面呈60°角，保持平
稳呼吸。

温馨提示

　　如果练习者患有腰部疾病，需慎重
考虑此体位的练习。

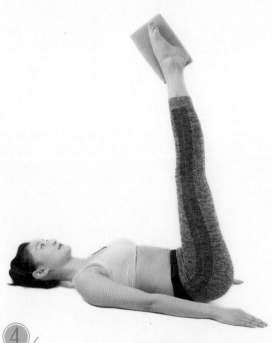

④ 吸气，将双腿抬升至与地面呈90°角。保持此姿势15秒
钟，并保持平稳呼吸。然后呼气，还原至初始动作。

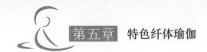

3 下半身摇动式

|功|效|

- 紧致腹外斜肌、腹直肌，有效防止下腹产生赘肉。
- 矫正不良身姿，适合缓解久坐工作者的腰部疲劳症状。
- 减轻肠胃负担，增强胃和肾的功能。

|步|骤|

重复次数
4次

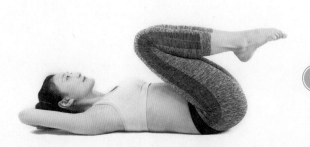

① 仰卧，双臂弯曲，双手握住侧小臂，垫于头部下方。吸气，双腿弯曲，小腿贴紧大腿，脚背绷直。

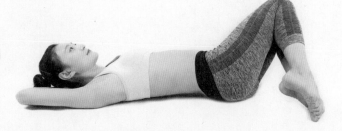

② 呼气，身体向左扭转，肩部以上的部位保持不变，保持脚背绷直。

③ 左腿外侧着地，保持自然呼吸，保持此姿势15秒钟。然后再做另外一侧的练习。

温馨提示

　　练习者如果患有腰部疾病，请慎重练习此体位。

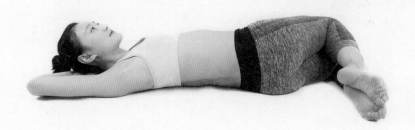

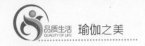

4 骆驼式

|功|效|

- 有效活动腰腹肌肉，使腹肌得到充分锻炼，促进腰部脂肪燃烧，美化腹部曲线。
- 矫正不良身姿。使脊柱得到充分舒展，增强脊柱的柔韧性和活动性。

|步|骤|

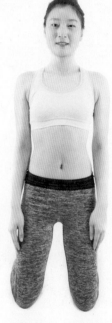

重复次数
3次

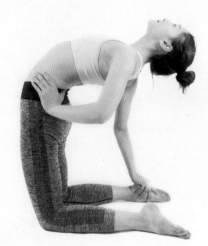

① 跪立，双腿分开与肩同宽，吸气，挺直脊柱。

② 呼气，上身慢慢向后仰，左手扶住腰部，右手指尖触碰右脚后跟，颈部放松。

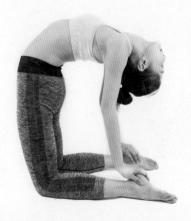

温馨提示

练习中应保持胸腔向上，将髋部向前推送。

③ 上身继续慢慢向后仰，双手抓住双脚，髋部向前推送，尽量使大腿和地面保持垂直，保持平稳呼吸。保持此姿势数秒钟后，慢慢恢复至初始姿势。

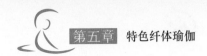

5 全骆驼式

|功|效|

• 此体位中身体后仰的动作能令腹部的正面与侧面肌肉得到充分的伸展，可有效刺激腹部脂肪，从而促进脂肪消耗，达到消除腹部赘肉的效果。

|步|骤|

重复次数
5次

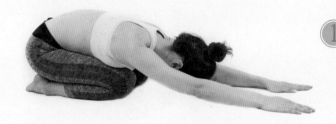

①　跪坐，臀部坐于双脚脚踝上，脚心朝上。上身前屈，将胸部和腹部紧贴大腿前侧。双臂向前伸直，头部触地。

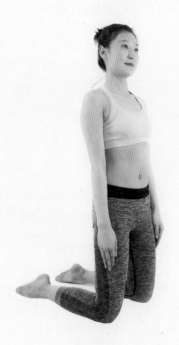

②　跪立，双腿分开至与肩同宽，脚心朝上，双臂自然放于身体两侧。

温馨提示

练习者如果患有高血压或者低血压、偏头痛、失眠症、严重的腰椎和颈椎疾病，请避免此体位的练习。

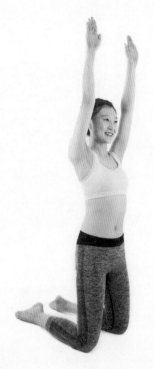

③ 双臂向上举起，眼睛平视前方。

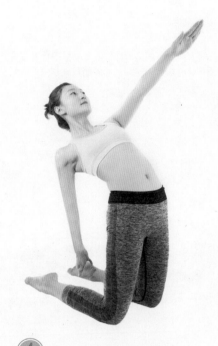

④ 身体后仰，右手触摸左脚跟，保持左臂与身体垂直，向斜上方伸直，眼睛看着左手指尖。

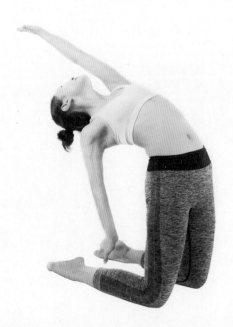

⑤ 呼气，身体向后仰，骨盆向前推，大腿与地面呈90°角，左手臂朝后方伸直，保持此姿势并调整好呼吸。然后还原至初始动作，再换手继续练习。

6 鸭行式

|功|效|

- 锻炼腰腹部肌肉，促进腰腹部血液循环，从而减少腹部赘肉。
- 按摩盆腔内的器官，缓解痛经、宫寒等症状。
- 使双腿肌肉得到锻炼，增强腿部的力量。

|步|骤|

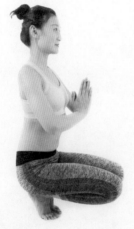

重复次数
4次

① 蹲姿，脚尖踮起，双手合十放于胸前，眼睛平视前方。

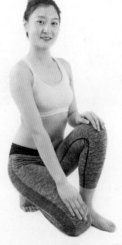

② 吸气，左脚向前朝右膝旁迈一步，左手放于左膝上，右手轻轻搭于右大腿上，左脚掌着地，右脚尖点地。

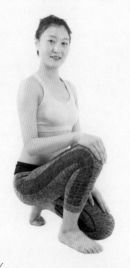

③ 呼气，右脚向前迈至左膝旁，双脚交换，然后蹲走10秒钟。

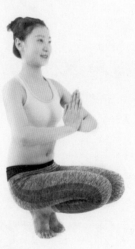

④ 身体恢复至初始动作。

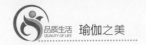
轮式

| 功 | 效 |

- 增强腰腹部肌肉群的力量和弹性，加速腰腹部脂肪的燃烧，消除多余腹部赘肉，增强双臂力量。
- 促进全身血液循环，增强身体免疫力。

| 步 | 骤 |

重复次数
3次

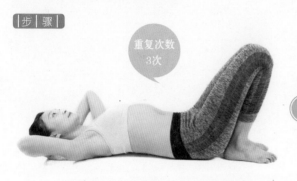

① 仰卧，双膝弯曲，双脚尽量靠近臀部，双手向后放于头部两侧的底部，双手指尖指向肩部方向。

② 吸气，将身体向上抬起，使身体躯干呈拱形，用双脚和双手的力量来支撑身体，保持此姿势数秒钟。

温馨提示

练习时注意手肘不要外扩。

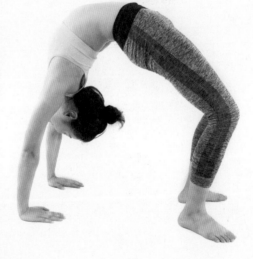

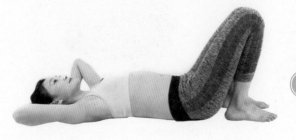

③ 呼气，将身体放下，恢复至初始姿势。

8 坐球腹式呼吸

|功|效|

- 有效锻炼腹部肌肉，消除腹部多余脂肪。
- 增加肺活量，为身体注入新鲜氧气。
- 促进身体的血液循环和淋巴循环，有助于排除体内的废物和毒素。

|步|骤|

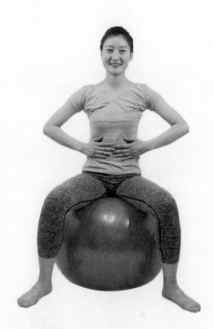

重复次数
4次

① 坐球，脊椎挺直，吸气，首先腹部放松，然后胸肺部扩张，双手按在胸部肋骨处体会吸气胀满的感觉。

② 呼气，将胸肺缩小，然后腹部往脊柱方向收紧。双手按在腹部体会呼气收紧的感觉。

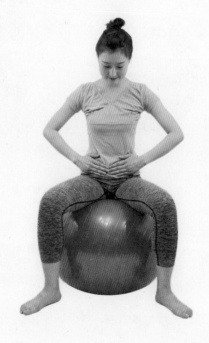

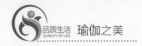
9 半蹲推球式

|功|效|

- 有效锻炼腹部肌肉，消除腹部多余脂肪。
- 美化手臂曲线。
- 锻造出性感的臀部线条。

|步|骤|

重复次数
4次

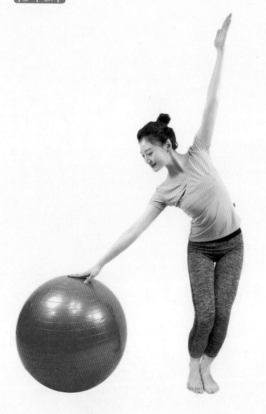

① 站立，将球放于右手边60厘米处，将右手掌压于球顶。将身体重心转移至左脚上，左手向上举起。

② 缓缓下蹲，将球推到身体正后方。

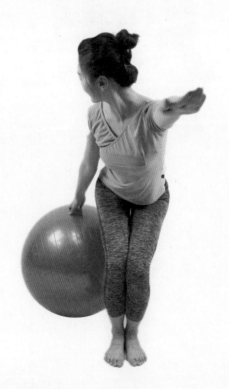

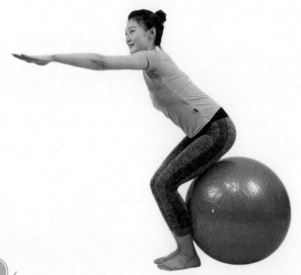

③ 调整好呼吸，左臂向前伸直，保持动作7秒钟。

温馨提示

初学者可以在练习时将双脚分开、重心下移，这样能帮助身体保持平衡。

④ 将球缓缓移回来，保持蹲姿。

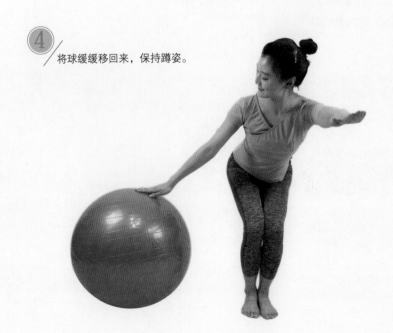

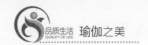
第六节
翘臀——打造性感的"臀"凸量

有人为臀部大而烦恼，有人则为扁平而伤脑筋；臀部不仅是身体曲线中重要的一环，也是一个透露年龄的部位。臀部下垂除了不雅观，更大的缺点是，会使全身重量落在双脚上，站立或走路都容易造成脚部疲劳，甚至腰痛。瑜伽的臀部练习可解决臀部扁平的问题，只要坚持锻炼，不但可消除下围肥胖，还能重新塑造出美丽浑圆的翘臀。

1 蝗虫式

|功|效|

● 使臀部和腿部肌肉得到增强，提升臀线，燃烧大腿深层脂肪。

|步|骤|

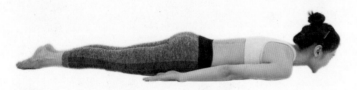

1 俯卧，双手放于身体两侧，掌心向上。

最佳练习时间：上午10点
最佳练习次数：3次
方便系数：★ ★ ★ ★

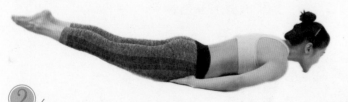

2 将双手放于两髋下，双腿并拢，吸气，尽量向上抬高双腿，保持不动3～5次呼吸。

3 呼气，双腿还原。

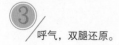

温馨提示

尽量夹紧臀肌、腿肌，放松上半身。

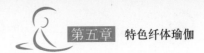

2 虎式

|功|效|

• 锻炼臀肌的同时，减少腹部、髋部及大腿的多余脂肪，使脊柱得到充分锻炼，促进分娩后的体型恢复。

|步|骤|

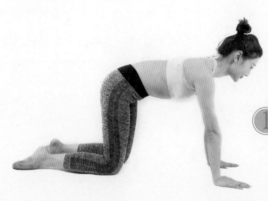

最佳练习时间：上午9点
最佳练习次数：2次
方便系数：★★★★★

① 跪立，双手臂垂直于地面，身体成四角板凳状。

② 吸气，抬头、塌腰、提臀，同时将右腿向后伸出，尽量向上抬高，不要弯曲，眼睛看向天花板。

③ 呼气，低头、含胸、拱背，同时弯曲右膝，尽量用右膝触碰额头，吸气，还原身体，做另一侧练习。

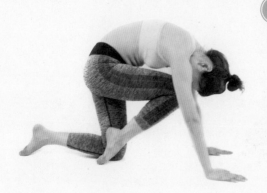

温馨提示

腿下摆时，脚不能着地，胯部不要向外翻转，尽量与地面平行，保持3次呼吸。

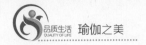
3 桥式

|功|效|

● 此姿势可收紧臀肌、腿肌，使腰、背、腹部更加柔软，改善失眠、记忆力减退、注意力不集中及情绪低落等症状；对治疗哮喘及支气管炎有辅助作用。

|步|骤|

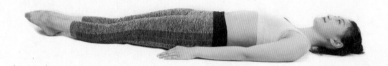

① 仰卧，双手放于身体两侧，弯曲双膝，双脚分开与胯部同宽，脚跟贴紧，脚尖向前。

最佳练习时间：晚上8点
最佳练习次数：1次
方便系数：★★★

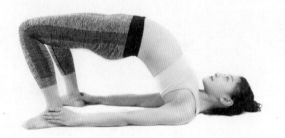

② 双脚向下施力，使臀部离开垫子。双手指尖碰触两脚跟处。

温馨提示

　　如果一开始很难靠腹肌力量提升躯干，可以用手扶住腰抬起。每次做完后一定要记得把后腰贴在地面上休息片刻。

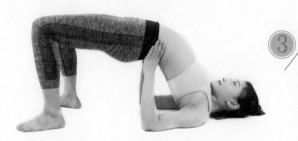

③ 双手支撑腰部，舒展胸部，使腰腹挺起，臀部抬得更高。保持该动作5～10个呼吸后呼气，慢慢将背部、臀部放回起始位置。

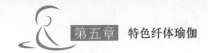

4 响尾蛇变式

|功|效|

● 改善循环系统，美化臀型。随着循环系统的变好，肤质也会跟着得到改善。

|步|骤|

最佳练习时间：上午8~9点
最佳练习次数：2次
方便系数：★★★

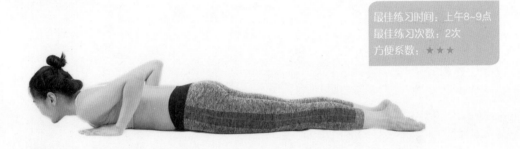

① 俯卧，双脚打开与肩同宽，脚尖点地，双腿伸直，双手放在胸部两侧，腋下夹紧，抬高下巴，颈部尽量向前伸展。

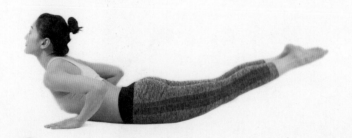

② 吸气，抬高双脚，双腿绷直，脚用力向后蹬，上身尽量后仰，保持该姿势不动，5次呼吸后，放下双腿，放松。

温馨提示

上身后仰过程中，双手臂不要用力，而是用胸肌和腹肌来支撑身体，注意力集中在下半身。

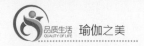
5 舞者式

|功|效|

● 此式具有提臀作用，也能矫正肩部的歪斜。还能强化脚踝、膝盖、髋关节，预防骨质疏松、扭伤及骨折。

|步|骤|

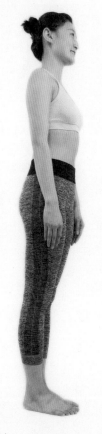

最佳练习时间：上午7~8点
最佳练习次数：1次
方便系数：★★★★

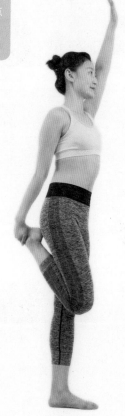

① 站立，双腿并拢，腰背挺直，双臂自然放于身体两侧。

② 弯曲右膝，右手抓住脚背，大腿垂直地面。

温馨提示

　　如果柔韧度足够的话，可以把右脚尽量抬高至脚尖高过头部，左右腿轮流做上述的练习。

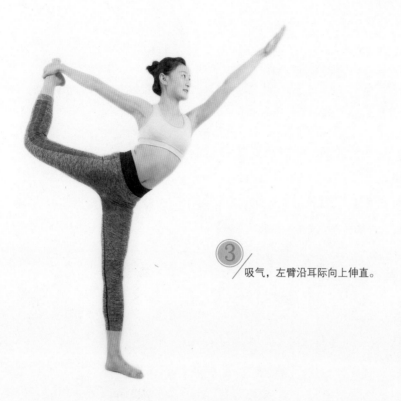

③ 吸气，左臂沿耳际向上伸直。

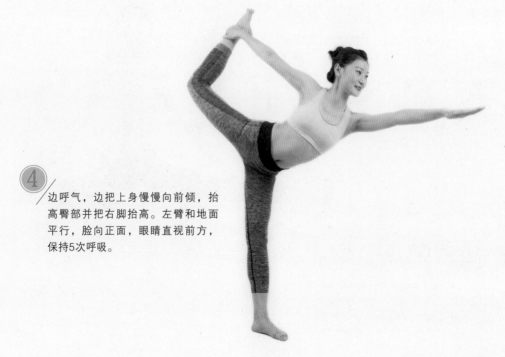

④ 边呼气，边把上身慢慢向前倾，抬高臀部并把右脚抬高。左臂和地面平行，脸向正面，眼睛直视前方，保持5次呼吸。

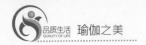
第七节
美背——塑造迷人"背"景

柔滑、光洁、健美的背部，如同女人漂亮的面孔一样，是体现魅力的重要部位。女人的背部给人的感觉最多的不是感官的冲击，而是身体本身的气场展现。如果背部疏于保养则会令我们的整体形象大大减分。下面介绍一组美化背部的瑜伽操，助你一步步修炼背部美丽风景。

1 单腿背部伸展式

| 功 | 效 |

- 美化背部线条。
- 刺激腹部器官，按摩腹部。

| 步 | 骤 |

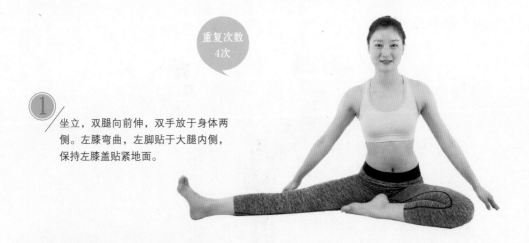

重复次数
4次

1 坐立，双腿向前伸，双手放于身体两侧。左膝弯曲，左脚贴于大腿内侧，保持左膝盖贴紧地面。

温馨提示

初学者如果身体柔韧性不好而无法做步骤3、4双手抱住伸直腿部的动作，不可过于勉强，以免受伤。

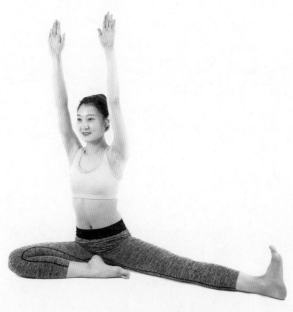

② 吸气，双臂向上伸举，头部位于双臂之间。

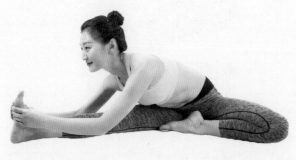

③ 呼气，同时放低双手。吸气，双手抱住右脚，挺胸，慢慢将腹部拉长，眼睛平视前方。

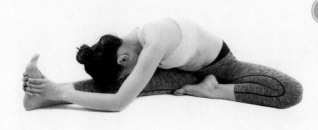

④ 呼气，上身缓缓向下弯曲，双肘向外稍用力，以帮助上身下低，颈部放松，下巴朝膝盖靠拢，继续向下压，最终达到头触膝盖。保持此动作10秒钟。吸气，然后回到初始动作，以同样的方法练习另一边的动作。

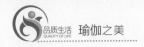
2 双腿背部伸展式

|功|效|

- 充分使背部肌肉得到舒展，从而具有消除背部疲劳和减少背部赘肉的效果。
- 促进身体血液循环，刺激腹部器官。

|步|骤|

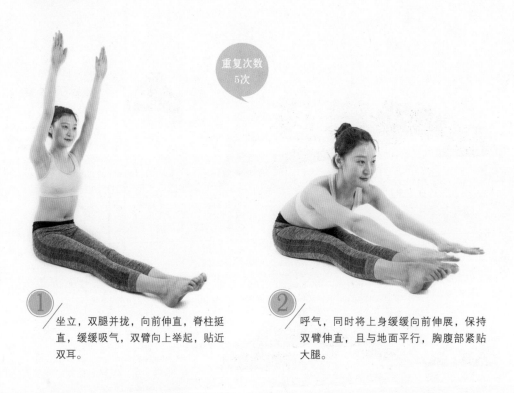

重复次数
5次

① 坐立，双腿并拢，向前伸直，脊柱挺直，缓缓吸气，双臂向上举起，贴近双耳。

② 呼气，同时将上身缓缓向前伸展，保持双臂伸直，且与地面平行，胸腹部紧贴大腿。

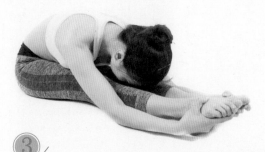

③ 呼气，将上身向下压，双手十指交握，抱住双脚脚跟，将脸部贴紧小腿。闭上眼睛，将意志力放在眉心，保持平稳呼吸，保持姿势数秒钟。

温馨提示

如果柔韧性不好，可以借助瑜伽带来完成动作。

3 眼镜蛇式

功效

- 深度伸展背部肌肉，拉伸整个背部线条，减少背部赘肉。
- 缓解坐骨神经痛，缓解背部、肩部及脚踝处的僵硬。
- 通过上腹部区域的伸展，缓解横膈膜压力，改善呼吸。

步骤

重复次数
5次

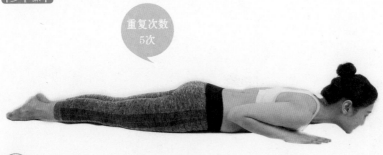

① 俯卧，双脚伸直并拢，脚背贴紧地面，下巴触地，手肘弯曲，双手放于肩膀下方。

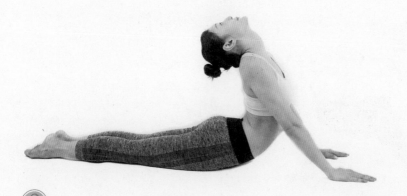

② 吸气，双臂伸直，将下颌慢慢抬高，头部后仰，上身离开地面，保持腹部以下的部位贴着地面，眼睛看着上方，保持平稳呼吸，保持此姿势数秒钟后放松身体。

温馨提示

背部受伤的人可将双脚分开，从而减轻对背部的压迫。练习时注意不可过于用力，以免受伤。

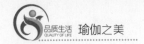
4 新月式

|功|效|

● 双臂上举和上身朝后弯曲的动作能有效拉伸下背部肌肉，强化背部肌肉的伸展性和柔韧性，从而起到预防背部肌肉松弛的作用。

● 舒展臀部，增加脊柱的灵活性，也可以舒展胸部和心脏部位。

|步|骤|

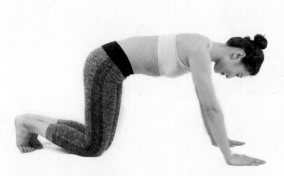

重复次数
4次

① 做爬行动作，双腿并拢，双膝触地，脚尖点地，手掌撑地，保持双臂伸直。

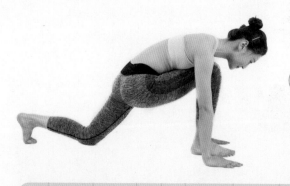

② 右腿向前跨一步，置于双臂之间，上身微微向前倾。

温馨提示

美背保养正确步骤

①洗澡完毕，先用去角质产品保养背部肌肤，取适量的去角质产品，在背部以打圈的方式清除角质。

②在背后覆盖一层能盖住毛孔的敷泥，静待15分钟后将敷泥清洗干净。

③喷上身体化妆水，美背保养完成。

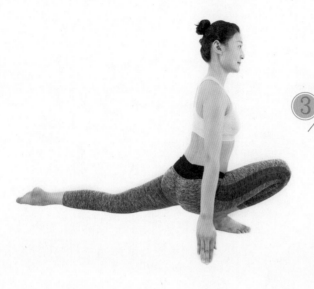

③ 右腿尽量弯曲，左腿向后伸直，左脚背贴于地面。上身缓缓挺直，双手食指张开，指尖触地。

④ 稳住姿势后，身体向下压，双臂向上举，双手合十。

⑤ 手臂带动上身向后伸展，背部向后弯曲。保持此动作15秒后，再换另一侧练习。

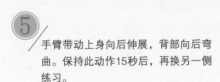

温馨提示

如果患有颈椎疾病，练习时请不要低头。如果患有高血压，手不要举过头顶，可放在胸前做祈祷状。

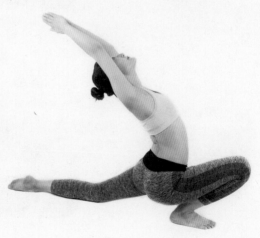

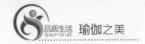
5 脊椎前推式

|功|效|

• 伸展背部肌肉，灵活脊柱，美化背部线条。
• 按摩腹部脏器。
• 有助于缓解颈椎疼痛和腰部疼痛的症状。

|步|骤|

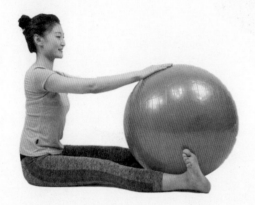

重复次数
4次

① 坐立，双腿伸直，将球夹于双腿中间，双手扶球，吸气。

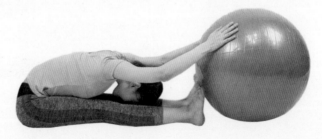

② 呼气，双手推动球向前，身体向前完全俯下身，保持腰背挺直，腹部收紧，呼吸平稳。

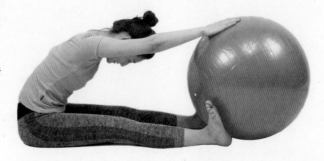

③ 吸气，将上身缓缓抬起，然后恢复至初始动作。

6 增延脊柱伸展式

|功 效|

● 此姿势可增强人体的弹性，使脊柱得以伸展，并可使脊柱神经得到补养、加强，还能减慢心率，使人不至于过分激动，因此对失眠有一定的疗效。

|步 骤|

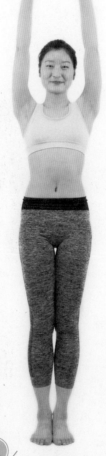

最佳练习时间：上午7点，傍晚7点
最佳练习次数：2次
方便系数：★★★★

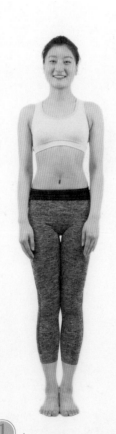

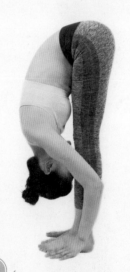

①　基本站姿，双手放松，腰背挺直。

②　吸气，双手高举过头顶。

③　呼气，以髋部为折点，双臂带动身体向前向下伸展，双手掌心放于脚两侧垫子上，脸颊贴小腿，保持3～5个呼吸，吸气，抬头，深呼吸2次，慢慢起身还原。

温馨提示

身体柔韧性不佳者，可能要花一些时间，身体才能够变得足够柔韧，在练习过程中不要勉强用力，以舒适为宜。

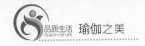
⊐ 双角式

|功|效|

● 此姿势可以补养和增强上背部及肩膀的肌肉群。对整个神经系统都能起到镇静作用。

|步|骤|

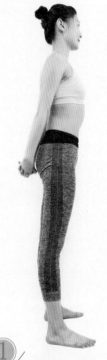

最佳练习时间：上午10点
最佳练习次数：1次
方便系数：★★★

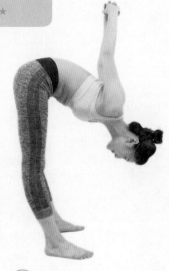

① 基本站姿，两脚微微分开，吸气，双手臂放于下背部，十指相交。

② 呼气，以髋部为折点，上身向前弯曲。

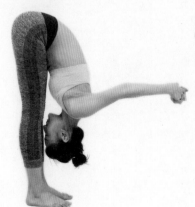

③ 上身继续向下弯，直到胸部、头部贴腿，两臂向前伸展，尽量与地面平行，边保持这个姿势，边垂下头。保持这个姿势15秒或更久的时间慢慢恢复到基本站立姿势。重复3~5次。

温馨提示

完成该体位法后，闭上双眼，自然站立，全身放松20~30秒，这时你会感觉到有一股舒适的能量从头顶到脚底传遍全身。

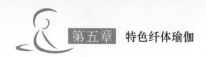

8 圣哲玛里琪第一式

|功|效|

● 美化背部线条，消除背部疼痛；还能促进骨盆区域的血液循环，刺激卵巢，加强卵巢功能。

|步|骤|

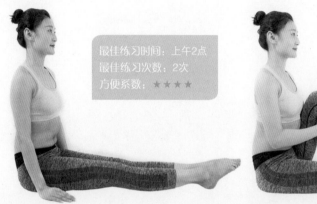

最佳练习时间：上午2点
最佳练习次数：2次
方便系数：★★★★

① 长坐于垫子上，双手放于身体两侧，腰背挺直。

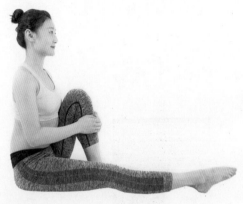

② 屈左膝，双手交叠抱于小腿，把左腿向胸前拉近，脚跟靠近会阴处，小腿垂直于地面，脚掌贴地。

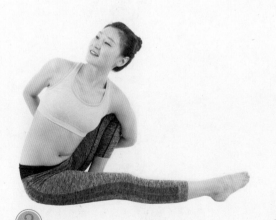

③ 伸展左臂，手肘从左膝前方绕到后方，让腋下贴近小腿胫骨。在左大腿外侧抓住右手。整个过程中，保持右腿贴地，腰背平直，自然呼吸，保持这个姿势持续15秒，然后换身体另一侧练习。

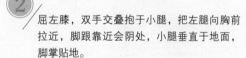

温馨提示

　　在整个练习中，右腿需紧贴地面且保持伸直，目视前方，记住尽量向上伸展。

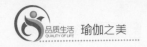
9 战士第一式

|功|效|

• 此姿势强度很大，补养和加强背部，扩展胸腔，增进呼吸，从而对肺部有益。

|步|骤|

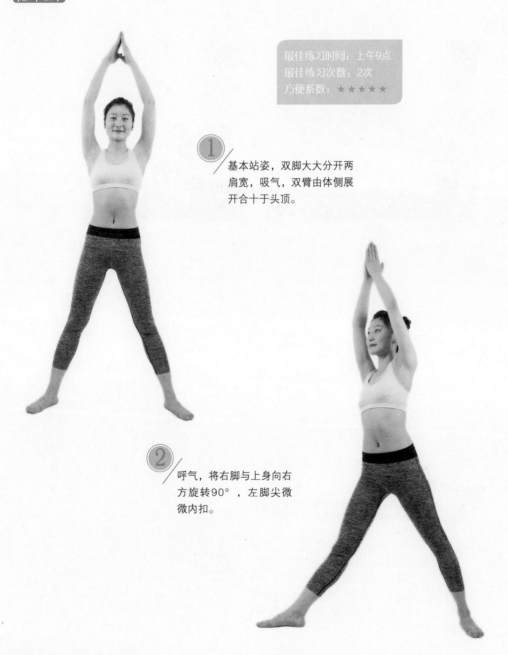

最佳练习时间：上午9点
最佳练习次数：2次
方便系数：★★★★★

1 基本站姿，双脚大大分开两肩宽，吸气，双臂由体侧展开合十于头顶。

2 呼气，将右脚与上身向右方旋转90°，左脚尖微微内扣。

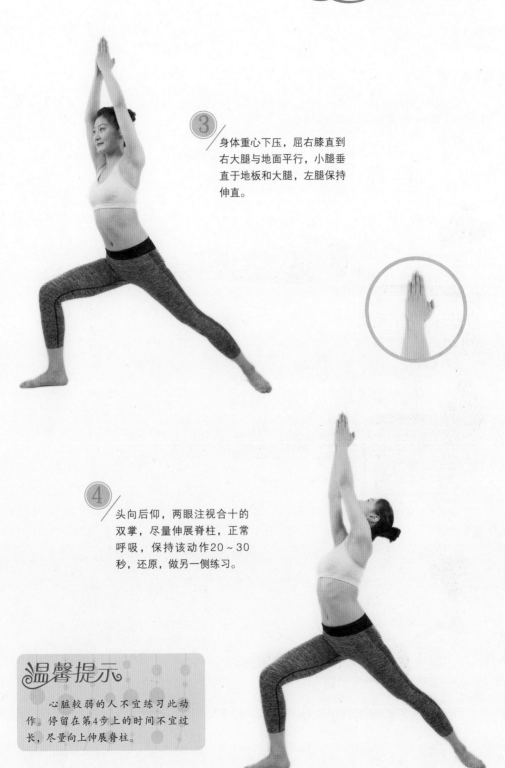

③ 身体重心下压，屈右膝直到右大腿与地面平行，小腿垂直于地板和大腿，左腿保持伸直。

④ 头向后仰，两眼注视合十的双掌，尽量伸展脊柱，正常呼吸，保持该动作20~30秒，还原，做另一侧练习。

温馨提示

　　心脏较弱的人不宜练习此动作。停留在第4步上的时间不宜过长，尽量向上伸展脊柱。

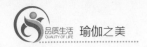
10 蛇伸展

功效

● 让脊柱充分向后伸展，增强脊柱的弹性，消除骶骨和腰部疼痛，缓解椎间盘突出症状，增强腰背部肌肉群的弹性，塑造出具有雕塑感的背部曲线。

步骤

最佳练习时间：上午10点
最佳练习次数：3次
方便系数：★★★★

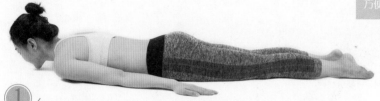

① 俯卧，下巴抵住垫子，双手放于身体两侧，掌心向下。

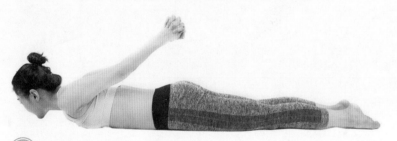

② 双手背后交叉握拳，手肘伸直。

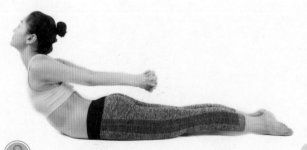

③ 吸气，双臂带动上半身向后方拉伸，使头、胸依次离开垫子，同时收紧两大腿肌肉。呼气，还原，放松休息。

温馨提示

练习过程中收紧全身肌肉，使双手不要弯曲，目视正前方，保持3次呼吸，建议练习3～5次。

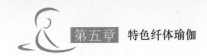
11 双腿背部伸展

|功|效|

● 这个姿势有助于充分伸展脊柱，锻炼背部的肌肉群，改善背部曲线。

|步|骤|

最佳练习时间：上午8点，晚上8点
最佳练习次数：2次
方便系数：★★★★★

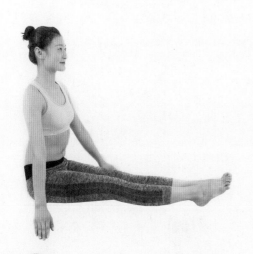

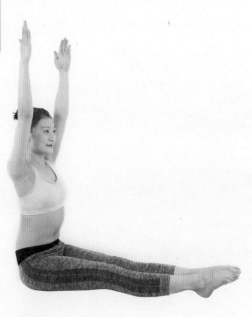

① 长坐于垫子上，双腿伸直，双手放于身体两侧。

② 吸气，双手高举过头顶。

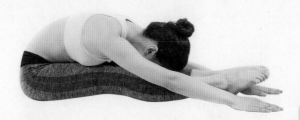

③ 呼气，双臂带动身体向下，腹部尽量贴近大腿，额头碰触小腿。

温馨提示

动作过程中，脊柱尽量保持伸展，不要拱背。腹部贴不到大腿也没有关系，在自己的极限处保持动作就可以了。

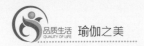
第八节
瘦腿——打造颀长秀腿

亭亭玉立，双腿秀美，是每个女性所追求和渴望的，修长的美腿是女性美丽优雅的一个重要条件。一双纤细、健康的长腿往往会给你增色不少。怎样瘦腿最快最有效？简单轻松的瘦腿瑜伽操帮你克服难题，助你快速瘦腿，自信展露傲人美腿！

1 下蹲脊柱扭转式

|功|效|

● 下蹲时可消除腿部多余脂肪。
● 按摩腹部脏器，活化肠道，促进体内毒素排出体外。
● 滋养背部神经，保持脊柱弹性，使脊柱更加柔韧。

|步|骤|

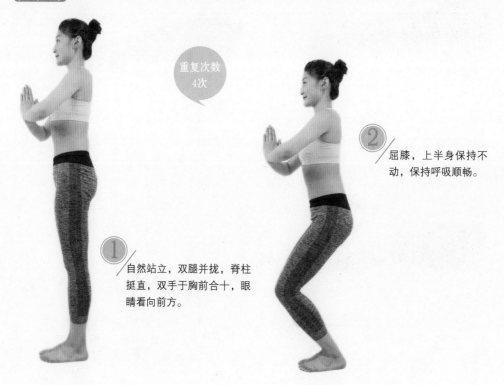

重复次数
4次

① 自然站立，双腿并拢，脊柱挺直，双手于胸前合十，眼睛看向前方。

② 屈膝，上半身保持不动，保持呼吸顺畅。

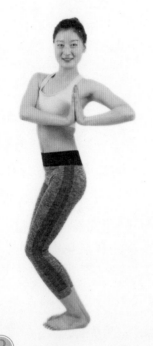

③ 右臂施力，将双手向左侧推移，同时头跟着移动，目光平视。

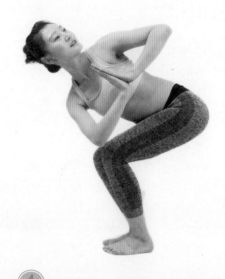

④ 呼气，下蹲，胸腹贴近大腿，上半身左转，右上臂贴于左大腿外侧。吸气，眼睛向上看。

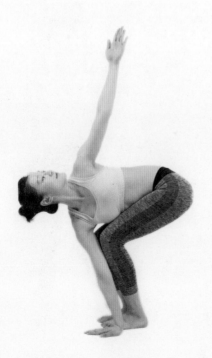

温馨提示

　　在扭转过程中，速度一定要放慢，注意力集中在背部，观察身体反应，若背部产生剧烈疼痛，应立即停止。

⑤ 身体保持原状，右臂向下伸，右手掌贴于左脚外侧地面，指尖朝前。左臂向上伸展，眼睛看向左手指尖，感受身体最大限度扭转。保持5秒，还原放松，换另一侧重复动作。

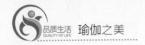

2 摩天式

|功|效|

- 美化腿部曲线，使腿部更加纤细优美。
- 按摩腹部脏器，有助于排毒。
- 使胸部得到锻炼，防止乳房下垂。
- 滋养脊柱，保持脊柱弹性。

|步|骤|

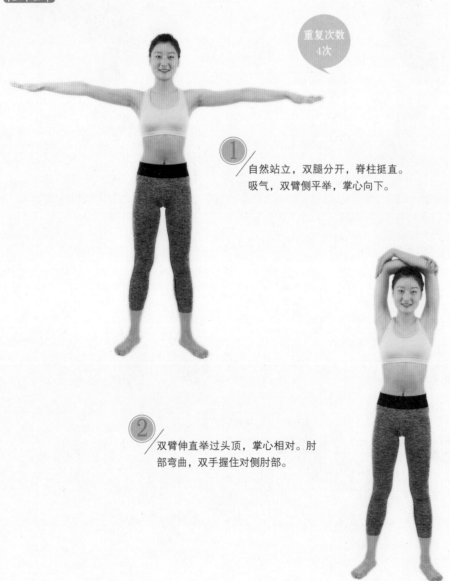

重复次数
4次

① 自然站立，双腿分开，脊柱挺直。
吸气，双臂侧平举，掌心向下。

② 双臂伸直举过头顶，掌心相对。肘
部弯曲，双手握住对侧肘部。

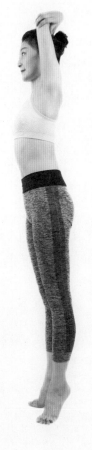

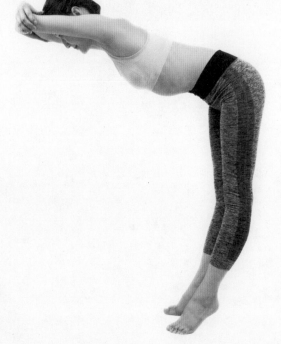

③ 吸气，脚跟上抬，脚尖着地，屏住呼吸，身体自然向上拉伸。

④ 吸气，上半身前倾，与腿部成90°，保持均匀呼吸，保持动作10秒钟。

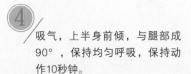

温馨提示

　　初学者可用双脚着地代替踮脚，但要收紧腹部和保持平稳呼吸。

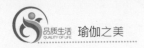

3 侧角伸展式

| 功 | 效 |

- 强化大腿、双膝及脚踝，美化腿部线条。
- 有助于胸部肌肉的扩展。
- 消除腰围上多余脂肪，活化肠道。

| 步 | 骤 |

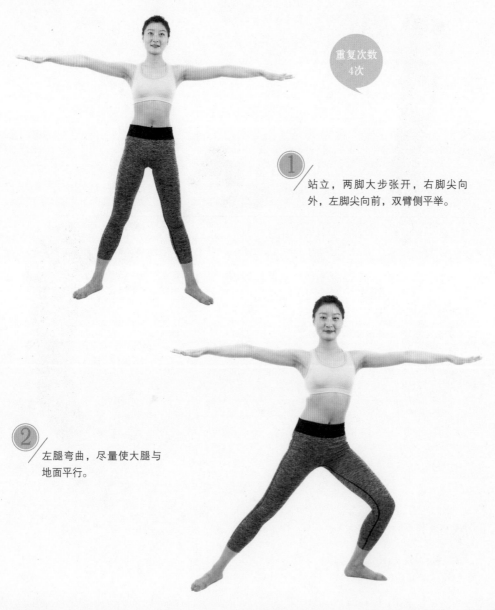

重复次数
4次

①/ 站立，两脚大步张开，右脚尖向
外，左脚尖向前，双臂侧平举。

②/ 左腿弯曲，尽量使大腿与
地面平行。

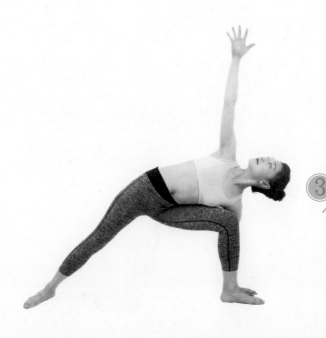

③ 将左手掌放在左脚踝外侧的地面上，手臂紧贴左小腿。呼气，右臂向上伸直，手掌朝前。脸部上仰，眼睛看向上方。

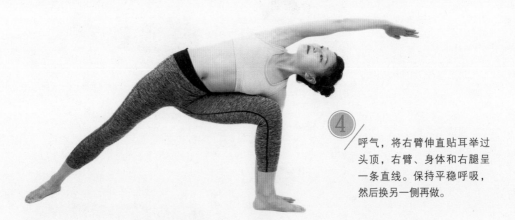

④ 呼气，将右臂伸直贴耳举过头顶，右臂、身体和右腿呈一条直线。保持平稳呼吸，然后换另一侧再做。

温馨提示

瘦腿的简单法则

①多快走，多纵跳，多抬腿；少坐，少站，少蹲。这样可以防止下肢的血液循环受阻，防止腿部水肿。

②在每一个可能的时候踮脚，例如等车时、工作间隙时，长期坚持下来会令小腿变得纤细修长。

③跷二郎腿会导致小腿水肿，严重影响腿部线条。

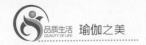
4 虎式变体

|功|效|

● 髋部和大腿区域脂肪燃烧，腿形得到美化。
● 提臀，紧实臀部肌肉。
● 强健生殖器官。

|步|骤|

重复次数
4次

① 自然呼吸，呈跪姿，并拢双腿，臀部
置于双腿上，挺直脊柱，双手置于地
板上。呼气，前倾上半身，臀部上
抬，呈爬行姿势，大小腿成90°。

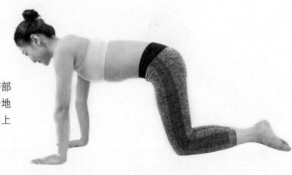

② 吸气，左腿上抬，向后伸直，与
地面平行，左脚尖内勾。

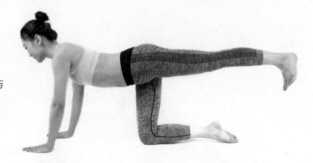

③ 右臂上抬，向前伸直，与地面平
行。此时，右臂与左腿在一条直
线上。保持身体平衡，持续数秒
钟后，换另一侧做相同练习。

温馨提示

　　进行到第3步时，髋部放平，不可上翻；左腿伸直，膝盖不可弯曲，脚尖向内勾；手臂伸直。初
学者如果无法完成此套动作，只做虎式基本动作即可，不可过于强求，以免出现不适反应。

5 俯卧腿屈伸式

| 功 效 |

- 燃烧腿部脂肪，紧实腿部肌肉。
- 提高身体平衡感，强健生殖器官。
- 紧实臀部，增强膝关节灵活度。
- 延伸颈部，美化背部线条。

| 步 骤 |

重复次数
4次

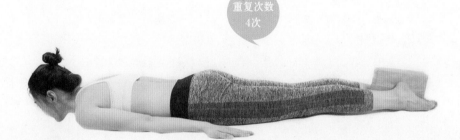

① 俯卧，双臂置于身体两侧，掌心向下，
下巴触地，双脚夹紧一块瑜伽砖。

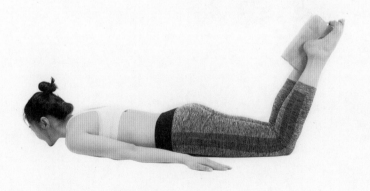

② 膝盖弯曲，小腿慢慢上抬，腹部
不要离地。

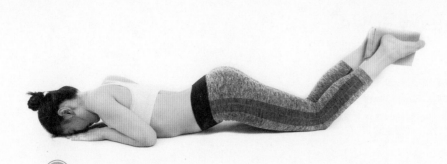

③ 屈肘，双臂置于头部两侧，小臂紧贴
地面，掌心贴地，指尖朝前。吸气，
臀部上抬至最大限度。

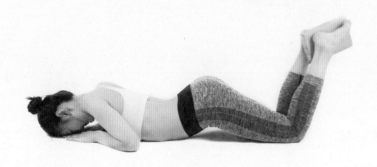

④ 蓄气不呼，小腿上抬至与地面垂直。保
持此姿势10秒，自然呼吸。还原放松，
反复练习。

温馨提示

　　此套动作对坐骨神经痛和大多数背
部疾病有治疗调理作用，可适当练习。

6 身印式

|功|效|

- 塑造紧致纤细美腿，美化腿部线条。
- 预防坐骨神经痛、腿部抽筋，促进血液循环，改善下半身寒冷症。

|步|骤|

重复次数
4次

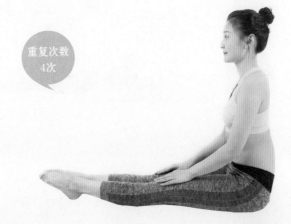

① 坐正，挺直腰背，深呼吸。

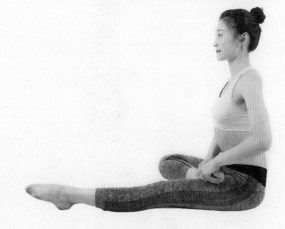

② 吸气，弯曲右膝，将右脚板放于左大腿上。

③ 呼气，身体缓慢前倾，用手抓左脚掌，持续数秒，自然呼吸。然后还原身体，换另一侧练习。

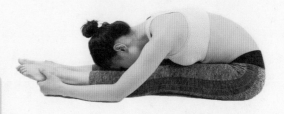

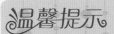温馨提示

　　若腿部筋骨较僵硬，弯不下去，不要太勉强，不要心急，只要感受到紧实感即可。

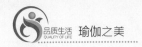
ㄱ 踩单车式

|功|效|

- 紧实大腿，消除腿部多余赘肉，改善小腿曲线，美化腿形。
- 预防内脏下垂，促进全身新陈代谢。

|步|骤|

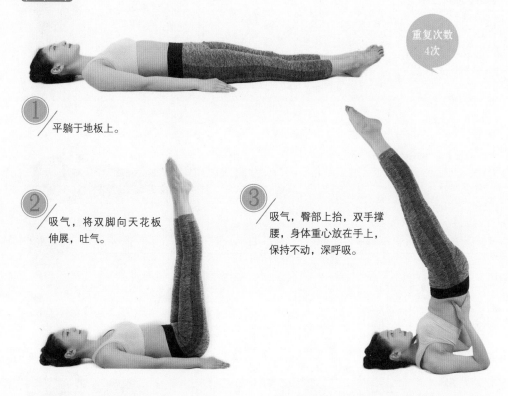

重复次数
4次

① 平躺于地板上。

② 吸气，将双脚向天花板伸展，吐气。

③ 吸气，臀部上抬，双手撑腰，身体重心放在手上，保持不动，深呼吸。

④ 配合呼吸的节奏，双脚以踩脚踏车的方式轮流踩动。坚持练习10秒钟以上，再慢慢还原身体。

温馨提示

每次应持续练习10秒钟以上。此动作对防止下半身肥胖有很好的效果。

8 V字形平衡式

功效

- 减少髋部、腿部脂肪，使腿部肌肉、韧带得到伸展。
- 加强腹肌和腰背肌的力量及平衡感。

步骤

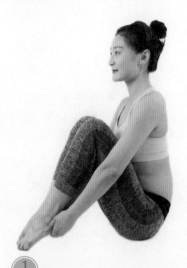

① 坐正，双腿向前伸直，自然呼吸。
吸气，双腿弯曲，双手抱脚。

重复次数
2次

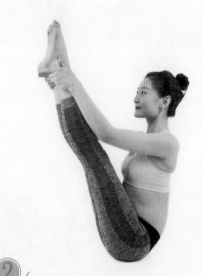

② 呼气，双腿慢慢伸直，尽量贴近身体，腹部收紧；保持姿势20秒钟，调整呼吸；然后还原放松，再做一次。

温馨提示

练习时，若体力不够，不要放弃，多练习几次，直到双腿有酸痛感，会有明显的瘦腿效果。

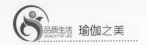
9 鸳鸯式

|功|效|

- 腿部韧带得到充分的拉伸，增加腿部弹性。
- 此套动作还可以预防小腿抽筋。

|步|骤|

重复次数
4次

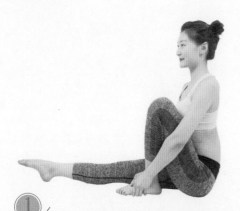

① 坐立，右腿向前伸，绷直，双手抱住左脚掌，尽量使左脚跟贴近臀部，吸气。

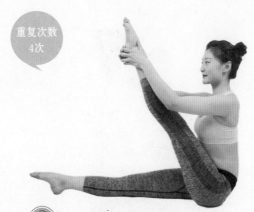

② 呼气，同时左腿上抬，伸直，再吸气。

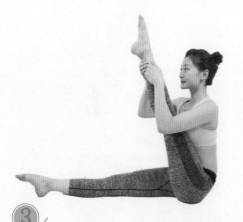

③ 呼气，挺直脊背，将左腿缓慢地拉近身体，持续10秒，保持自然呼吸。还原，换腿做相同的练习。

温馨提示

　　若感到腿部僵硬，无法伸直，只要做到自己的最大限度即可。

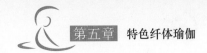

10 跪姿　舞蹈式

|功|效|

- 使腿部线条得以拉伸，矫正体态，提高形体美感。
- 此套动作还可以缓解女性经期疼痛，促进血液循环。

|步|骤|

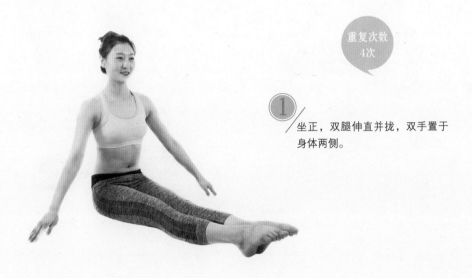

重复次数
4次

1/ 坐正，双腿伸直并拢，双手置于身体两侧。

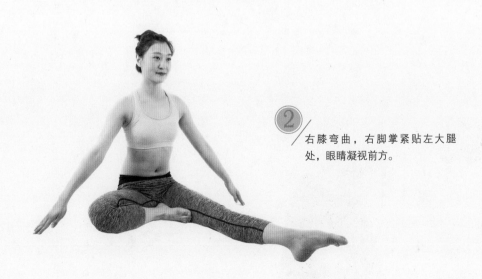

2/ 右膝弯曲，右脚掌紧贴左大腿处，眼睛凝视前方。

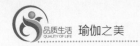
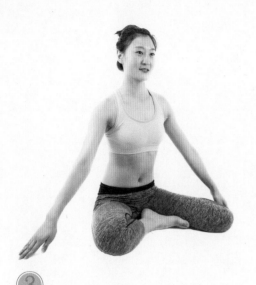

③ 右腿不动，左腿向后弯曲，左脚
跟靠近臀部。

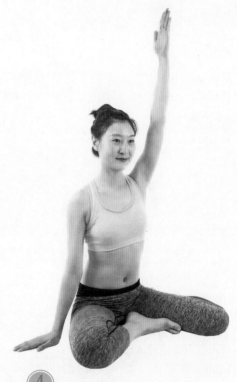

④ 深呼吸，吸气时右手撑地，左手
指向天空。

⑤ 呼气，右手用力撑地，身体向后
仰，使臀部离开地面。左手尽量
向左后侧伸展。然后再换另一侧
练习。

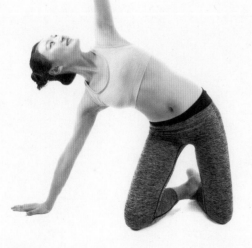

温馨提示

　　每天练习时，每回持续数秒，同时
保持脊背挺直。

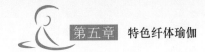

‖ 劈腿坐姿　前扑式

| 功 | 效 |

- 塑造腿部优美线条，美化腿形。
- 此套动作还可以促进血液循环及新陈代谢。

| 步 | 骤 |

① 坐在地板上，向两侧依次伸直腿，尽量分到最大限度，大腿背部贴于地板，脚趾指向天花板，手放到身后，提拉臀部。

重复次数
4次

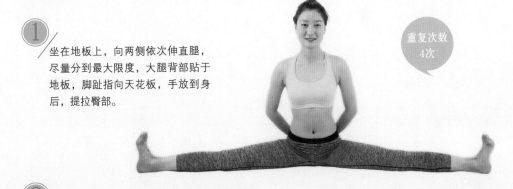

② 身体微微向前倾，双手置于地板，手指一点点向前挪，胸部拉向地板。吸气，保持脊椎挺直，下巴下压，与地面尽量贴近，抬头目视前方，大腿施力，手指伸直。

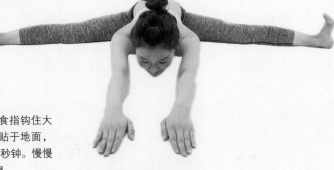

③ 呼气，伸出手用中指和食指钩住大脚趾或握住脚踝，下巴贴于地面，目视前方。保持该姿势5秒钟。慢慢还原身体，两腿并拢休息。

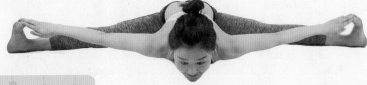

温馨提示

　　若双腿不能完全打开，应根据个人情况，量力而行，熟练后再加大力度。

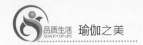

第九节
纤形——系统打造魅力"仙"体

经过一段时间的瑜伽修炼后，身体各部位的脂肪或是赘肉都相应减少，但也难免会出现塑形不同步的现象，这就需要进一步系统"整理"一下体形，特别要对容易生赘肉和脂肪的部位开一下"小灶"，以达到协调统一的塑形效果。

1 摩天式

|功|效|

● 强健两腿，强壮脚踝，修正腿形，燃烧大腿深层脂肪，消除背部、腰部多余脂肪。对经常坐着的上班族或开车的朋友来说，是很有益处的。

|步|骤|

最佳练习时间：清晨7点，空腹
最佳练习次数：6次
方便系数：★★★★★

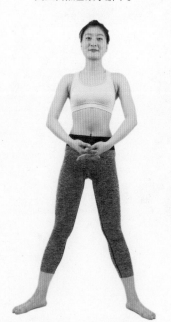

① 站立，双脚分开一肩宽，双手交义自然垂放于脐下。

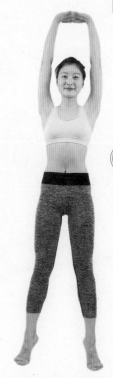

② 吸气，双手举过头顶，翻转掌心向上，并将双脚尖踮起。

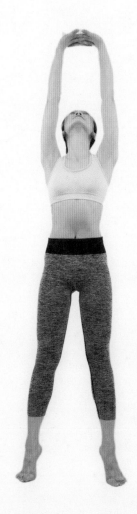

③ 呼气抬头，眼睛看向手
指尖的方向。

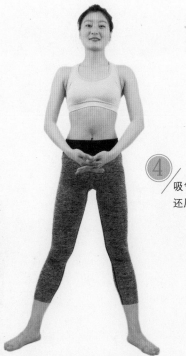

④ 吸气头部回正，双手
还原。

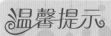

温馨提示

腰背尽量后收，脊柱向上延伸。

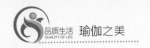
② 风吹树式

|功|效|

● 消除腰部多余脂肪，使腰部的线条更加纤细。

|步|骤|

最佳练习时间：清晨7点，空腹
最佳练习次数：6次
方便系数：★★★★★

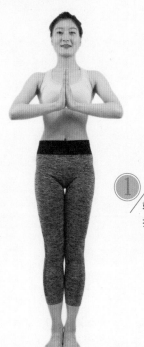

① 站立，双手胸前合十拇指相扣。

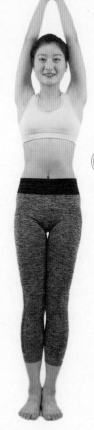

② 吸气，双手沿眉心高举过头顶，大臂尽量夹紧双耳后侧。

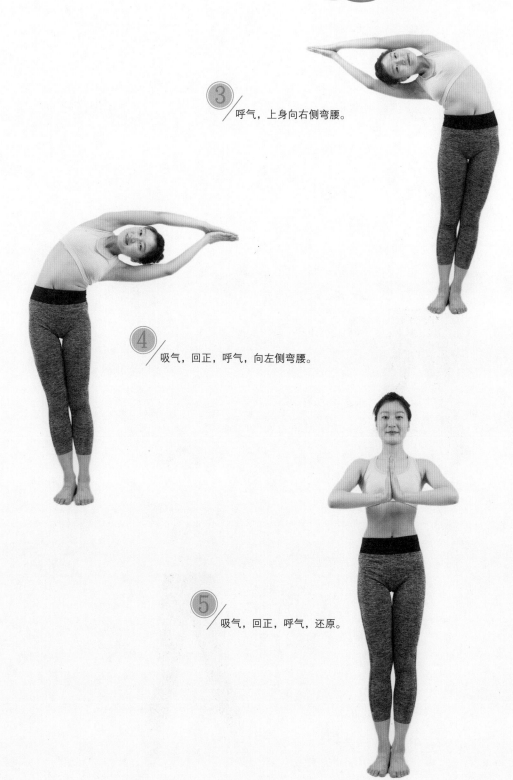

③ 呼气，上身向右侧弯腰。

④ 吸气，回正，呼气，向左侧弯腰。

⑤ 吸气，回正，呼气，还原。

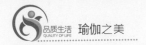
③ 腰部旋转式

|功|效|

● 拉伸锻炼腰部肌肉群，预防腰腹多余脂肪堆积，美化腰腹部线条。

|步|骤|

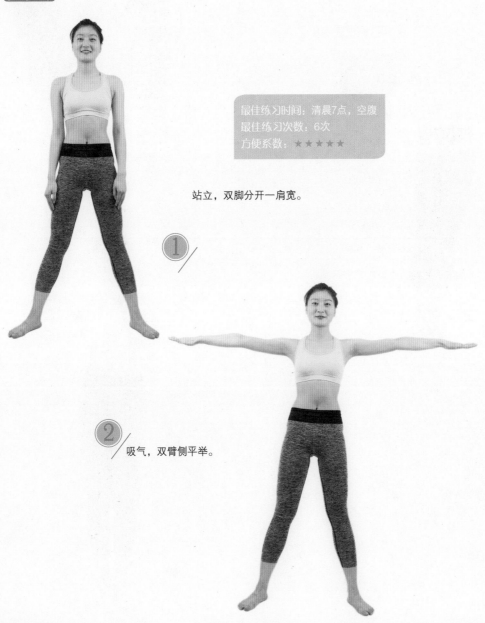

最佳练习时间：清晨7点，空腹
最佳练习次数：6次
方便系数：★★★★★

站立，双脚分开一肩宽。

①

② 吸气，双臂侧平举。

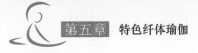

③ 呼气，双臂带动身体向右侧转动，左手搭放在右肩上，左臂平行地面，右手放于腰后侧。

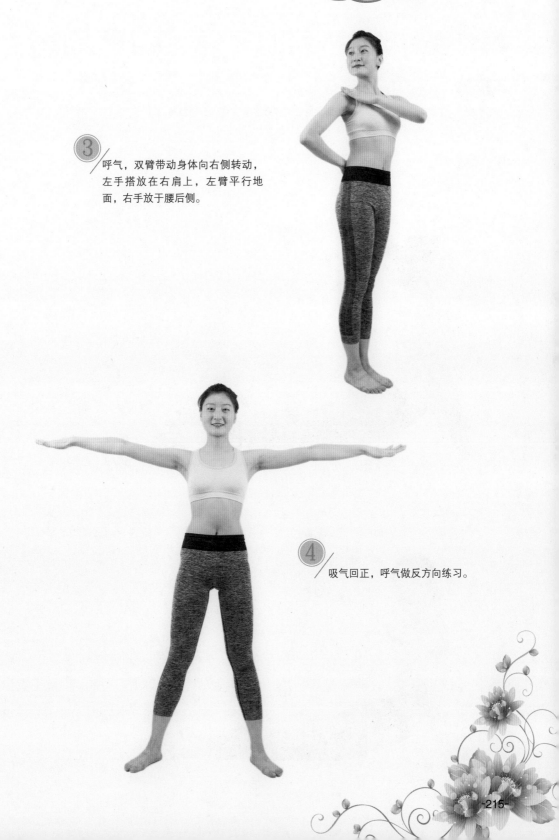

④ 吸气回正，呼气做反方向练习。

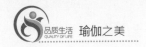
4 蛇扭转式

|功|效|

• 燃烧腰部、背部脂肪，让腰部、背部的肌肉更有弹性，美化腰、背部线条。

|步|骤|

最佳练习时间：清晨7点，空腹
最佳练习次数：6次
方便系数：★★★★★

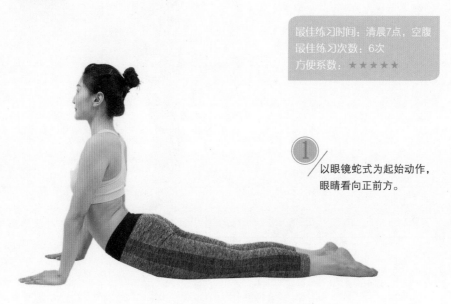

1 以眼镜蛇式为起始动作，眼睛看向正前方。

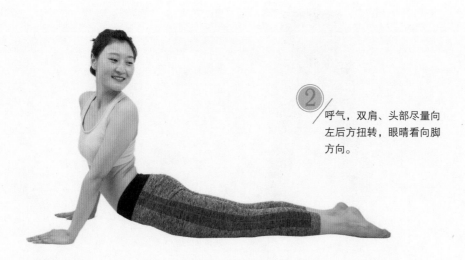

2 呼气，双肩、头部尽量向左后方扭转，眼睛看向脚方向。

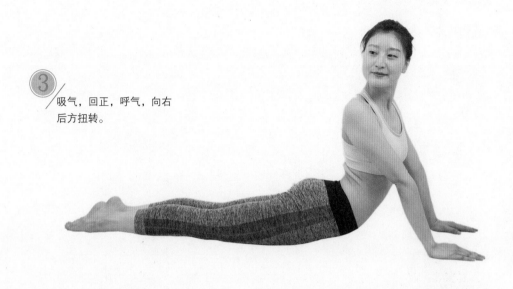

③ 吸气，回正，呼气，向右
后方扭转。

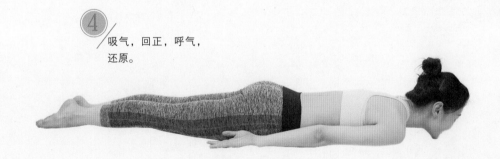

④ 吸气，回正，呼气，
还原。

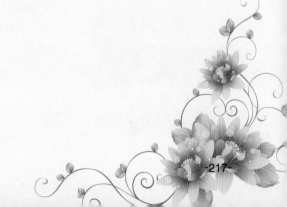

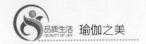

5 腹部按摩功

|功|效|

● 加大呼吸深度，增加腹部的活动频率，在加快细胞代谢速度的同时，也消耗更多的热量，以达到腹部去脂的目的。

|步|骤|

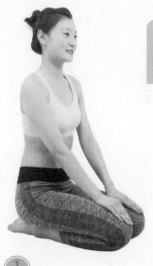

最佳练习时间：清晨7点，空腹
最佳练习次数：6次
方便系数：★ ★ ★ ★ ★

① 跪坐，双手放于两膝上，吸气，
挺直腰背，眼睛目视前方。

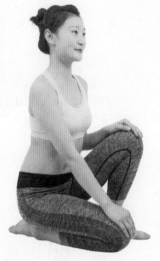

② 将左膝触地，成单腿跪地。

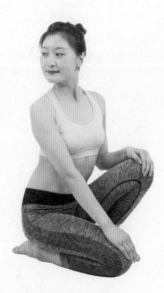

③ 保持双手不动，呼气，将上半身
转向右侧，眼睛看向后方。吸
气，回正上半身，呼气，右膝触
地做另一侧。

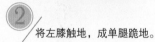

温馨提示

身体在扭转时，臀部不要抬起，意
识集中在腹部区域，双手紧握双膝，肩
膀放松，保持3~5个呼吸。